PERI-IMPLANTITIS & LASER TREATMENT
Evidence Based Verification, Technique, Clinical Cases

インプラント周囲炎とレーザー

効果的で安全なテクニックとエビデンスによる検証

一般社団法人
日本レーザー歯学会・編

監修
渡辺 久

編集委員
五味一博
篠木 毅
津久井明
永井茂之
沼部幸博

著
青木 章／伊藤 弘／石黒一美
和泉雄一／江黒 徹／大浦教一
大串貫太郎／加藤純二／
金子 茂／木本 明／古森孝英
白川 哲／鈴木泰明／関野 愉
谷口陽一／長野孝俊／前田初彦
松本耕祐／南里嶽仁／村樫悦子
吉田 格／吉田憲司／吉成伸夫

クインテッセンス出版株式会社　2017
QUINTESSENCE PUBLISHING

Berlin, Barcelona, Chicago, Istanbul, London, Milan, Moscow, New Delhi, Paris, Prague, São Paulo, Seoul, Singapore, Tokyo, Warsaw

本書を上梓するにあたって

インプラント治療が欠損補綴におけるゴールドスタンダードとなり，多くの患者に福音をもたらしているのも事実である．一方，インプラント治療が始まって40年ほどを数えるが，不幸にも20%ほどにインプラント周囲炎（peri-implantitis）が発症するとの報告がなされるようになってきた．日本でも例外でない．高齢化率が26%を超えた超高齢社会にある日本ではより深刻であり，社会問題化の様相を呈している．今日ほどその解決策が求められる時代はない．しかしながら，インプラント周囲炎に対する治療法は未だ確立しておらず，手探りの状態である．

インプラント治療における問題の背景には，不適切な治療計画・補綴治療・外科処置・術後管理・材料的な問題，などが考えられる．最初は，インプラント周囲の軟組織に限局した炎症が生じる**インプラント周囲粘膜炎**（peri-implantmucositis）として始まる．それが進行して，インプラントを支持する硬組織の喪失をともなう炎症性の変化で，リモデリングによる変化を超える進行性の骨喪失として定義される**インプラント周囲炎**が成立する．インプラント周囲粘膜炎は可逆的であるが，インプラント周囲炎は不可逆的である．インプラント周囲炎は複数の細菌が原因で引き起こされる複合細菌感染症と考えられており，病態は同じく口腔内の複合細菌感染症である歯周炎のそれと類似している．

インプラント周囲炎は，歯周炎と比較して疾患の進行が早く，治療が難しいことが報告されている．最近の研究でインプラント周囲炎を引き起こす細菌叢は，歯周炎のそれと比べ，構成する細菌種や細菌の比率，活動性の高い細菌種が異なることが明らかになり，これが歯周炎と同じ治療法を用いても奏効しない理由の1つであると考えられる．今後，インプラント周囲炎に特徴的な細菌の群集構造が明らかになり，この知見から現行の治療法の見直し・新たな治療方略の確立が進むことが期待される．さて，いずれにしても，主因はヒトの歯周病と同じく口腔バイオフィルムである．口腔バイオフィルムが付着するインプラント体は三次元的に複雑な構造をしており，インプラント周囲炎の治療を困難なものにしている．

このように八方ふさがりの状況のなかで，1つの光明は，21世紀の光といわれる**レーザー治療**である．レーザーは人工的につくられる電磁波の1種で，これを歯科治療に用いれば通常の機械的治療にみられるような，**不快な振動・音・出血・疼痛などを軽減，あるいはなくす**ことができ，加えてレーザーが照射された部位は**殺菌され，無毒化**が生じる．**バイオフィルムの除去**では，レーザー治療は極めて有効であり，**抗菌剤にみられるような耐性菌や菌交代症のような副作用がない**．

また，光感受性物質とその励起波長にマッチした光線を組み合わせた抗菌PDT（光線力学療法）は，殺菌・解毒作用があり，インプラント周囲炎への有効性が報告されている．また，ある種のLEDでは抗菌作用が認められている．

本書では，インプラント周囲炎へのレーザー治療（LED・光線力学療法）について一般社団法人　日本レーザー歯学会が学会の総力を上げて執筆し，世の中に溢れているインプラント周囲炎への治療に一石を投じたいと考えるしだいである．本書がインプラント周囲炎に悩む患者の一筋の光明と少しでもなれば幸甚である．

最後に，本書の編集にご協力いただきましたクインテッセンス出版編集部の板井誠信氏に厚く御礼を申し上げます．

2017年3月
一般社団法人　日本レーザー歯学会
理事長　渡辺　久

CONTENTS

本書を上梓するにあたって　　　渡辺　久　2
著者一覧　　　8

PART 1　インプラント周囲炎とは

CHAPTER 1　インプラント周囲炎の概要と病因　　10

section 1　歯周病学的立場から　　吉成伸夫　10
- 1-1-1　インプラント周囲病変の検証の歴史　　11
- 1-1-2　診断・罹患率　　11
- 1-1-3　病因　　12
- 1-1-4　リスクファクター　　13

section 2　口腔外科的立場から　　吉田憲司　16
- 1-2-1　インプラント周囲炎の全身的な病因とは？　　16
- 1-2-2　インプラント周囲炎の疫学調査　　17
- 1-2-3　インプラント周囲炎のリスク因子　　18

section 3　病理学的立場から　　前田初彦　21
- 1-3-1　インプラント周囲組織の構造的特徴　　21
- 1-3-2　インプラント周囲炎の細菌叢　　24
- 1-3-3　インプラント周囲炎の病理組織学的特徴　　24

section 4　補綴学的立場から　　津久井明　27
- 1-4-1　インプラント周囲炎と補綴　　27
- 1-4-2　インプラントと咬合　　29
- 1-4-3　インプラントの咬合様式　　30
- 1-4-4　インプラント補綴の形態　　30
- 1-4-5　臨床例　　31
- 1-4-6　インプラント周囲炎と補綴　　33
- column　インプラント上部構造に対する一考察　　南里嶽仁　34

CHAPTER 2　インプラント周囲炎の検査と診断　　五味一博　37
- 2-1　インプラント周囲組織と歯周組織の共通点　　37
- 2-2　インプラント周囲組織と歯周組織の相違点　　38
- 2-3　インプラント周囲組織の検査　　40
- 2-4　診断　　44

PART 2 レーザーの特徴と効果とは

CHAPTER 3 レーザーの種類，特徴，功罪　　　　篠木　毅　50

- 3-1　レーザーの種類と特徴　　50
- 3-2　炭酸ガスレーザー　　51
- 3-3　Er: YAG レーザー　　51
- 3-4　Nd: YAG レーザー　　53
- 3-5　半導体レーザー　　54
- 3-6　レーザーの功罪　　55

CHAPTER 4 レーザーと生体反応

section 1　歯科用レーザーとインプラント体　　　　谷口陽一，青木　章，和泉雄一　58
- 4-1-1　現在までのインプラント体の変遷とその特徴　　58
- 4-1-2　レーザー照射時のインプラント体表面の変化　　60
- 4-1-3　臨床例　　62

section 2　レーザーと軟組織　　　　加藤純二　65
- 4-2-1　パワー密度からみた生体軟組織への影響　　65
- 4-2-2　レーザーの波長と，軟組織への光熱作用　　66

section 3　レーザーと骨組織　　　　渡辺　久　68
- 4-3-1　骨欠損作製後の治癒機転　　68
- 4-3-2　臨床症例　　70

section 4　レーザーとバイオフィルム　　　　五味一博　73
- 4-4-1　インプラント表面の感染源　　73
- 4-4-2　これまでの感染源の除去（プラークコントロール）　　74
- 4-4-3　レーザーによるバイオフィルム破壊と殺菌　　74
- 4-4-4　レーザーによる歯石除去　　76
- 4-4-5　レーザーによる殺菌・無毒化効果　　77

section 5　抗菌 PDT と LED の応用　　　　沼部幸博　79
- 4-5-1　a-PDT の原理　　80
- 4-5-2　a-PDT の臨床効果　　80

PART 3　インプラント周囲炎の治療

CHAPTER 5　インプラント周囲炎治療の従来法　84

section 1　器具，材料，治療法（非外科・外科）　津久井明　84
- 5-1-1　インプラント周囲炎治療の器具と材料　84
- 5-1-2　インプラント周囲炎の治療法　85

section 2　インプラント体の除去法　吉田憲司　87
- 5-2-1　インプラント体の除去の準備・診断・器具　87
- 5-2-2　除去するタイミングと方法　88

section 3　インプラント周囲炎治療の文献的考察　吉成伸夫　91
- 5-3-1　「インプラント周囲粘膜炎」に対する治療法　91
- 5-3-2　「インプラント周囲炎」に対する治療法　92

PART 4　インプラント周囲炎へのレーザーの応用

CHAPTER 6　インプラント周囲粘膜炎・周囲炎のレーザー治療テクニック　96

section 1　インプラント周囲粘膜炎　永井茂之　97
- 6-1-1　インプラント周囲粘膜炎の検査　97
- 6-1-2　レーザーを用いたインプラント周囲粘膜炎の治療　100
- 6-1-3　レーザーを用いたインプラント周囲粘膜炎の歯肉整形術の術式　101
- 6-1-4　インプラント周囲粘膜炎におけるインプラント周囲溝へのレーザー照射　103
- 6-1-5　インプラント周囲粘膜炎におけるインプラント周囲溝へのレーザー照射の術式　105

section 2　インプラント周囲炎　永井茂之　108
- 6-2-1　インプラント周囲炎の検査　108
- 6-2-2　インプラント周囲炎の分類　108
- 6-2-3　レーザーを用いたインプラント周囲炎の治療　109
- 6-2-4　レーザーを用いたインプラント周囲炎治療の術式　109

CHAPTER 7 インプラント周囲炎へのレーザー治療の指針・クリニカルクエスチョン　115

section 1　文献レビュー
関野　愉，沼部幸博，石黒一美，村樫悦子，伊藤　弘　115

- **7-1-1**　インプラント周囲炎治療に対するレーザーの応用　115
- **7-1-2**　炭酸ガスレーザー　118
- **7-1-3**　Er: YAG レーザー　119
- **7-1-4**　半導体レーザー　121

section 2　クリニカルクエスチョン
永井茂之　123

- **Q1**　適切な出力などを知りたい　123
- **Q2**　インプラント周囲炎の治療で，波長の異なる各種のレーザーは，どんなメリット・デメリットがあるのか？　123
- **Q3**　インプラント周囲炎をレーザー照射でレスキューすることはできるのか？　123
- **Q4**　何回の照射でレスキューできるのか？　124
- **Q5**　インプラント周囲炎の発症予防のために，予防的にレーザー照射することは適正か？　124
- **Q6**　レーザーが均一にインプラント表面に照射され，無菌に近い状態になっていることをどのように確認すべきか？　表面に染出液をぬったり，マイクロスコープを併用したりすべきなのか？　125
- **Q7**　Er: YAG レーザーの照射量は，各インプラント体の表面性状で変えるべきか？　Ti-unite のような複雑な凹凸構造では多く照射し，SLA（Sand-blasted Large-grit Acid-etched surface）は中程度，ダブルエッチングの OSSEOTITE では少なめでよいなど，変えるべきか？　125
- **Q8**　レーザー外科手術を開始する目安はいつの時期なのか？　たとえば漿液性の浸出液を認めたときなどか？　開始が遅くなれば implantplasty（スレッド除去）を併用しても予後が悪いと感じる　126
- **Q9**　外科手術の際には，インプラント体に Er: YAG レーザー照射を行うだけでよいのか？　回転切削器具を用いた implantplasty（スレッド除去）を併用すべきか？　126

CHAPTER 8　インプラント周囲炎のレーザー治療・症例アーカイブ

- **case 1**　【Er: YAG レーザー】フラップ手術をせずにインプラント周囲の清掃と殺菌を行った症例　津久井明　127
- **case 2**　【Er: YAG レーザー】インプラント周囲歯肉を無麻酔下で蒸散した症例　江黒　徹　130
- **case 3**　【Er: YAG レーザー】軽度インプラント周囲炎による骨吸収に組織再生を試みた症例　吉田　格　133
- **case 4**　【Er: YAG レーザー】細菌検査を併用しながら，中等度のインプラント周囲炎患者にレーザーを応用した症例　長野孝俊　136

case 5 【Er: YAG レーザー】すり鉢状骨吸収を呈するインプラント
周囲炎に抗菌薬服用下でレーザーを用いた例 ………… 白川　哲　139

case 6 【Er: YAG レーザー】インプラント周囲炎のリカバリー手術に
レーザーを用いた症例 ………………………………………… 金子　茂　142

case 7 【炭酸ガスレーザー】②①|12③ブリッジの
インプラント周囲炎にレーザーを使用した症例　木本　明, 古森孝英　146

case 8 【炭酸ガスレーザー】マージナルボーンロスをきたした
6̄5̄インプラント周囲炎に治療を行った症例 ……… 鈴木泰明, 古森孝英　148

case 9 【炭酸ガスレーザー】移植腓骨のインプラント
周囲炎に対して治療を行った症例 ………………… 松本耕祐, 古森孝英　152

case 10 【炭酸ガスレーザー】再インプラント埋入の前処置として
レーザーを用いた症例 …………………………………… 大浦教一　155

case 11 【a-PDT】インプラント周囲炎への a-PDT の応用 ……… 大串貫太郎　159

さくいん ……………………………………………………………………… 164

著者一覧（50音順）

監修

渡辺　久　（東京医科歯科大学大学院医歯学総合研究科
　　　　　　　歯周病学分野）

編集委員

五味一博　（鶴見大学歯学部歯周病学講座）
篠木　毅　（埼玉県・篠木歯科）
津久井明　（神奈川県・ヒルサイドデンタルクリニック）
永井茂之　（東京都・永井歯科診療室）
沼部幸博　（日本歯科大学生命歯学部歯周病学講座）

著者

青木　章　（東京医科歯科大学大学院医歯学総合研究科
　　　　　　　歯周病学分野）
伊藤　弘　（日本歯科大学生命歯学部歯周病学講座）
石黒一美　（日本歯科大学生命歯学部歯周病学講座）
和泉雄一　（東京医科歯科大学大学院医歯学総合研究科
　　　　　　　歯周病学分野）
江黒　徹　（埼玉県・江黒歯科クリニック）
大浦教一　（鹿児島県・大浦歯科クリニック）
大串貫太郎（東京都・大串歯科医院）
加藤純二　（東京都・医療法人社団楓樹会棚田歯科医院）
金子　茂　（山口県・かねこ歯科インプラントクリニック）
木本　明　（神戸大学医学部附属病院口腔外科）
古森孝英　（神戸大学医学部附属病院口腔外科）
白川　哲　（鶴見大学歯学部歯周病学講座）
鈴木泰明　（神戸大学医学部附属病院口腔外科）
関野　愉　（日本歯科大学生命歯学部歯周病学講座）
谷口陽一　（東京医科歯科大学大学院医歯学総合研究科
　　　　　　　歯周病学分野，北海道・谷口歯科医院）
長野孝俊　（鶴見大学歯学部歯周病学講座）
前田初彦　（愛知学院大学歯学部口腔病理学講座）
松本耕祐　（神戸大学医学部附属病院口腔外科）
南里嶽仁　（福岡県・南里歯科医院）
村樫悦子　（日本歯科大学生命歯学部歯周病学講座）
吉田　格　（東京都・吉田歯科診療室
　　　　　　　デンタルメンテナンスクリニック）
吉田憲司　（愛知学院大学歯学部顎口腔外科学講座）
吉成伸夫　（松本歯科大学歯科保存学講座（歯周））

PART 1
インプラント周囲炎とは

CHAPTER 1
インプラント周囲炎の概要と病因

このCHAPTERでは，インプラント周囲炎の概要と病因を「歯周病学」「口腔外科」「病理学」「補綴学」の立場からみてみよう．

section 1
歯周病学的立場から

　天然歯における歯周炎(periodontitis)に似た言葉，**インプラント周囲炎**(peri-implantitis)という用語が用いられるようになったのは1980年代に入ってからであり，1993年の歯周病関連ワークショップ(first European workshop on periodontology)にて定義づけられた．これらの言葉の類似性は，天然歯の周囲組織に発症するのが歯周炎であり，インプラントの周囲組織に発症するのがインプラント周囲炎であることを意味している．しかし，正常にオッセオインテグレーション(骨結合)して機能しているインプラント周囲組織は，天然歯の歯周組織と比較して，インプラント体周囲にセメント質や歯根膜組織が存在せず，インプラントと周囲軟組織に結合組織性付着が存在しないという点で大きく異なっている．

　現在，インプラント周囲病変は2つに分類される．天然歯においては歯肉炎に相当する**インプラント周囲粘膜炎**と，歯周炎に相当する**インプラント周囲炎**であり，両者ともにインプラント周囲組織の炎症応答であることが特徴である[1,2]．すなわち，インプラント周囲粘膜炎とは，インプラント周囲粘膜に炎症が存在するが，骨吸収が存在しない状態，一方，インプラント周囲炎とは，インプラント周囲粘膜に炎症が存在し，かつ，骨吸収が存在する状態である．機能的にオッセオインテグレーションが得られたインプラント体周囲に生じた炎症によってインプラント周囲の支持骨を喪失する，歯周炎と多くの共通する特徴をもった炎症性疾患である[3]．

　本稿ではこのようなインプラント周囲病変の概要と病因について，歯周病と比較しつつ概説する．

1-1-1 インプラント周囲病変の検証の歴史

　インプラント周囲の軟組織に関する研究は，1990年代に入るまで少なく，それまでインプラントと骨との接触面の研究が主流であった．1992年にBerglundhら[4]は，ビーグル犬にインプラントを埋入し，咬合の影響を避けるため上部構造を装着せずに，プラークを3週間蓄積させて組織学的に観察したところ，Löeら[5]がプラークと歯肉炎の因果関係を証明したように，インプラントへのプラーク蓄積によりインプラント周囲粘膜にも炎症，すなわちインプラント周囲粘膜炎が引き起こされることを証明した．続いて，Ericssonら[6]は前述の研究の実験期間を3か月間に延長した結果，インプラント周囲組織は歯周組織より炎症の広がりが早い可能性を示唆した．またヒトでは，Pontorieroら[7]がプラークによりインプラント周囲粘膜炎が発症することを証明した．またSalviら[8]は，インプラント周囲粘膜炎は歯肉炎と同様に縁上のプラークコントロールで消退する可能性を示唆した．
　インプラント周囲炎に関する研究は，Lindheら[9]がビーグル犬の天然歯とインプラントにリガッチャーを巻いて，実験的歯周炎とインプラント周囲炎を作成したことから始まる．天然歯では，歯根表面と周囲結合組織あるいは骨組織と，結合組織性付着していることから，上皮性付着の一部が破壊されても，その根尖側の結合組織性付着を構成している線維群によって上皮の深行増殖が抑制され，組織破壊の急速な進行を抑制していた．一方，これに対して，インプラント周囲組織では，結合組織性付着機構が存在せず，炎症が直接骨まで及んでおり，インプラント周囲組織のプラーク感染防御機構は，天然歯よりも劣っている可能性を報告した．さらに，Leonhardt[10]は，ビーグル犬の天然歯とインプラントで健康，歯肉炎・インプラント周囲粘膜炎，歯周炎・インプラント周囲炎の3段階で，歯根・インプラント表面の細菌数やその構成を比較検討したところ，どの段階でも天然歯とインプラント間で差は認められなかったと報告している．このように，Lindheらのチームが，歯周炎の病因探求に用いたビーグル犬における手法をインプラントに応用した一連の研究から，インプラント周囲組織にも細菌由来の疾患が発症することが証明された．

1-1-2 診断・罹患率

インプラント周囲粘膜炎の指標と罹患率

　インプラント周囲粘膜炎の臨床指標としては，プロービングによる出血(bleeding on probing: BOP)や排膿の存在，そして通常4mm以上のプロービングポケットデプスがあり，エックス線的に骨吸収がないことである．
　罹患率は，9〜14年経過後の218名，999本の予後で48%にインプラント周囲粘膜炎が発症していたと報告されている[11]．インプラント周囲粘膜炎は，早期介入・病因除去により回復可能な可逆性の疾患である[7,8]ことを考えると，罹患率は低く報告されている可能性がある．

インプラント周囲炎の指標と罹患率

　これらの指標に骨吸収が加わると，インプラント周囲炎となる．しかし，これは上部構造装着時のエックス線がある場合にのみ診断できる．エックス線写真がない場合は，正常と思われる骨レベルから2mm程度低下しているとインプラント周囲炎と診断する[12]．
　インプラント周囲炎の罹患率については多くの報告がある．たとえば，術後9〜14年経過後で6.61%[11]，10

年経過中に23%[13]，負荷をかけて平均8.4年で36.6%の罹患率といったものである[14]．しかし，上述のように報告によって，インプラント周囲炎の定義が一定でないため，メタアナリシスによる分析は不可能であり，おおよそ11～47%の有病率であろうと報告されている[14]．今後しっかりとした疫学研究が必要であり，このためには，インプラント周囲病変の検査方法の確立，診断の定義づけがなされなければならない[15]．

1-1-3 病因

　インプラント埋入直後より唾液中の糖タンパクが露出したチタン表面に付着し，そこに細菌がコロニーを形成する．このバイオフィルムの形成はインプラント周囲病変の発症と進行に大きく影響し，インプラント周囲感染のいちばんの病因である[1,7]．さらに，インプラント周囲病変のバイオフィルムは，重度慢性歯周炎患者の天然歯周囲から検出されるものと同様にグラム陰性の嫌気性細菌が多い[1,7,8,10]．一般的にインプラント周囲粘膜炎は，歯肉炎が歯周炎の前段階であるように，インプラント周囲炎の前段階と認識されているが，歯肉炎の場合と同様に，インプラント周囲粘膜炎が必ずインプラント周囲炎に移行するとは限らない．また，インプラント周囲の上皮被覆は天然歯の場合と同様であるが[16]，細菌感染に対する宿主応答の違いが，天然歯とインプラントでの構造的差異に起因して存在するかどうかは不明である[7,9,10]．しかし，歯肉炎と同様，インプラント周囲粘膜炎では有効な治療が行なわれた場合に治癒が可能なことから[7,8]，**インプラント表面からバイオフィルムを除去することは，インプラント周囲粘膜炎の治療において必須**である．

　一方，インプラント周囲炎は，細菌侵入とそれに対する宿主応答から発症する．動物[17]とヒト[18]の横断研究結果から，歯周炎とインプラント周囲炎に関連する細菌種は類似しており，主にグラム陰性嫌気性菌であると報告されている．一方，*Staphylococcus aureus* もインプラント周囲炎発症に重要な細菌であることが報告されている[18,19]．また，インプラント周囲炎，歯周炎病変部のヒトの生検試料では，多くの共通点が観察されることも報告されている[20,21]．すなわち，ポケット上皮に近接した結合組織では，Bリンパ球や形質細胞が多く浸潤しており，インプラント周囲炎と歯周炎では，インターロイキン1（IL-1），IL-6，IL-8，IL-12やTNF-αといった炎症性サイトカインを含むバイオマーカーが高発現している[22,23]．

　細菌でも感染に対する免疫応答でもインプラント周囲炎は歯周炎と類似しているが，疾患進行度合や炎症性因子の発現度合は異なっている．ヒトやイヌにおけるインプラントあるいは天然歯へのプラーク沈着実験では，インプラント周囲粘膜においてより進行した炎症性細胞浸潤が報告されている[6,9]．さらに，臨床的・エックス線的組織破壊の程度は歯周炎よりも重症で，骨頂部に近い結合組織内の炎症性細胞浸潤量はより多い[9,24]．このようなインプラント周囲の易骨吸収性の原因は，前述のように天然歯の場合のようにセメント質や歯槽骨に埋入するコラーゲン線維が欠如しているためかもしれない[9,24]．Berglundhら[25]は，天然歯周囲に存在する歯槽骨頂部歯肉線維群が自己防衛ラインとして歯槽骨と病変部を隔離していることを指摘し，このような自己防衛ラインがインプラント周囲炎では存在せず，歯周炎よりも骨頂部に病変が進行しやすいとし報告している．実験的インプラントにおいて防御機構が弱いことを示すさらなる所見として，実験的に病変を発症させる役目のリガッチャーをはずしても骨吸収の進行がみられることが報告されている[26～28]．

　以上より，インプラントはインプラント周囲炎に罹患しやすいと思われるが[27,28]，インプラント周囲炎の治療の原則は，インプラント周囲粘膜炎と同様にインプラント表面からのバイオフィルムの除去である．

1-1-4 リスクファクター

プラークコントロール不良・清掃不良

前述のように，プラークコントロール不良による細菌の増殖はインプラント周囲病変のリスクファクターである．すなわち，清掃性の悪い部位はインプラント周囲病変になりやすい．しかし，日々の口腔清掃に適したインプラント上部構造の形態により，患者は歯ブラシ・歯間ブラシ・フロスによる清掃性を向上できる．逆に，上部構造の形態によっては，プローブによる検査，適切なホームケアもできなくなる[29]．よって，審美的影響の少ない部位ではプラークコントロールをしやすい上部構造を計画すべきである．

歯科医療関係者は，**患者に適切なプラークコントロールの方法を教え，適切にメインテナンスを遂行させる義務がある**．これにより，プラーク除去効果を評価でき，問題が発生したときに可及的に早期介入できる．

歯周病の既往

歯周病とインプラント周囲病変の病態・病因には共通点が多く，歯周病原細菌の存在はインプラント周囲病変のリスクファクターでもある．また，歯周治療後に歯周組織の安定が得られたとしても，歯槽骨吸収により，インプラント埋入条件が厳しい．すなわち，支持骨に支えられるフィクスチャーの高径が短くなることがあり，これらを考慮すると歯周病の既往がある患者へのインプラント治療はリスクが高いといえる．

システマティックレビュー[30~32]によると，インプラント生存率は歯周病の既往に影響されないが，インプラント周囲炎とは相関関係があるようにみえる．しかし，個人差や実験計画に影響されている可能性もあり，さらなるコホート研究が必要であることが示唆されている．

また，歯周病患者におけるインプラント治療の生存率や成功率に対するレビューも多く報告されている．これらの結果は，適切な歯周治療がなされれば，歯周病患者へのインプラント治療は可能であるが，**歯周病の既往の**あるほうがインプラントに術後合併症を起こしやすいと結論づけている．よって，**歯周病患者へのインプラント治療は，歯周治療が良好に終了し，術後管理も良好な状態で行うべき**である．

残留セメント

構造や治療術式がシンプルで審美的・経済的であるなど，利点の多いセメント固定式インプラント上部構造が増加するにつれ，インプラント周囲の歯肉縁下での残留セメントが増加している[33]．インプラントの埋入位置や上部構造のデザインにより，歯肉縁下の残留セメント除去が困難となり，セメントが残留する[34]．さらに，一般的に使用されるセメントの多くはエックス線では検知できない[35]．セメントが残留すると，その粗造性に関連して物性自身が原因となって炎症を誘発し，さらに，細菌付着に最適な環境となる．

喫煙

4編のシステマティックレビューから，喫煙はインプラント周囲炎のリスクファクターであり，そのオッズ比は3.6~4.6倍であると報告されている[29,36~38]．さらに，コホート研究や横断研究より喫煙は，インプラント喪失と相関していると報告されている．ある研究によれば，喫煙者のインプラントの78%がインプラント周囲炎と診断され，非喫煙者では64%であったと報告されている[29]．さらに，横断研究により喫煙者のインプラント周囲粘膜炎発症のオッズ比が3.8倍で，インプラント周囲炎では31.6%であることが報告されている[39]．

糖尿病

糖尿病とインプラント周囲炎の関係に関するエビデンスは，報告が少ない．4編のシステマティックレビューによれば，現時点で糖尿病患者がインプラント周囲炎に罹患しやすいという確証はないと報告されている[36,38,40,41]．それと同時に，糖尿病のコントロール状

態が両疾患の関連性を評価するときに重要であることを指摘している．高血糖は，創傷治癒や宿主免疫機構に影響を及ぼす．その結果，糖尿病は，細胞外基質のコラーゲン代謝を乱し，好中球の機能不全や免疫機構の平衡性の破壊に関与しうる[42]．このように，プラーク細菌感染に対する糖尿病患者の組織修復能[43]，免疫システム[44]は減弱している．しかし，さらなる前向きコホート研究が両疾患の関連性の解明に必要である．

遺伝因子

遺伝的多様性がインプラント周囲炎のリスクファクターだと指摘されてきた．しかし，IL-1の遺伝子多型とインプラント周囲炎の相関関係は，相反する結果があり，依然として結論が出ていない．27の関連論文をまとめたシステマティックレビュー[45]でもコンセンサスが得られていない．よって，IL-1遺伝子多型のみが歯槽骨吸収のリスクファクターであるとは考えにくい．そのほか，IL-1RN（interleukin 1 receptor antagonist）遺伝子多型の研究では，これがインプラント周囲炎に関連し，リスクファクターであるかもしれないと報告している[46]．この分野では，個々の遺伝的感受性を明確にし，できれば患者感受性の糸口になるような研究がぜひとも必要である．

過負荷

インプラント周囲炎に関する臨床研究を行うにあたって，咬合過負荷の定義に関することが解決されていない．適応する咬合力，宿主許容量の大きさ，期間・方向・頻度の違いが混乱している結果の根底にある．咬合の過負荷がどのようにインプラント周囲炎を起こすかという可能性については，天然歯と違い，歯根膜が欠如しているため，咬合力に対して許容力が小さいと推察されている．有限要素研究では，咬合力がインプラント辺縁骨に集中することが報告されている[47,48]．骨は負担に応答して改造する．過度な力は，骨内に微小骨折を起こす結果，骨吸収が起こりうる[49]．さらに最近のシステマティックレビュー[50]では，咬合の過負荷は，インプラント周囲骨吸収と相関していることを示している．このように，インプラント周囲炎に対する咬合の過負荷の影響は，過負荷をより正確に定義したうえで，さらなる研究が待たれる．

1-1-5 サマリー

歯周病学的立場からのインプラント周囲粘膜炎・インプラント周囲炎は，プラークを起因とする炎症性疾患であり，早期診断・介入により良好な予後が導かれる．そのために，日頃のインプラント周囲組織の検査，定期的なメインテナンス・治療が必須である．

今後は，インプラント周囲病変のリスクファクターを明確にし，インプラント埋入時のエックス線的な骨レベル基準と上部構造の臨床的・エックス線的な基準レベルの設定，インプラントメインテナンス中の健康維持，炎症状態をモニターする術式の励行，さらにインプラント周囲病変の効果的な早期診断，介入方法の開発が望まれる．

参考文献

1. Mombelli A, Lang NP. The diagnosis and treatment of peri-implantitis. Periodontol 2000 1998；17：63-76.
2. Lindhe J, Meyle J. Peri-implant diseases：Consensus report of the sixth European workshop on periodontology. J Clin Periodontol 2008；35(Suppl. 8)：282-285.
3. Sanz M, Chapple IL. Clinical research on peri-implant diseases：consensus report of Working Group 4. J Clin Periodontol 2012；39(Suppl. 12)：202-206.
4. Berglundh T, Lindhe J, Marinello C, Ericsson I, Liljenberg B. Soft tissue reaction to de novo plaque formation on implants and teeth. An experimental study in the dog. Clin Oral Implants Res 1992；3(1)：1-8.
5. Loe H, Theilade E, Jensen SB. Experimental gingivitis in man. J periodontal 1965；36：177-187.
6. Ericsson I, Berglundh T, Marinello C, Liljenberg B, Lindhe J. Long-standing plaque and gingivitis at implants and teeth in the dog. Clin Oral Implants Res 1992；3(3)：99-103.
7. Pontoriero R, Tonelli MP, Carnevale G, Mombelli A, Nyman SR, Lang NP. Experimentally induced peri-implant mucositis, A clinical study in humans. Clin Oral Implants Res 1994；5(4)：254-259.

8. Salvi GE, Aglietta M, Eick S, Sculean A, Lang NP, Ramseier CA. Reversibility of experimental peri-implant mucositis compared with experimental gingivitis in humans. Clin Oral Implants Res 2012；23(2)：182-190.
9. Lindhe J, Berglundh T, Ericsson I, Liljenberg B, Marinello C. Experimental breakdown of peri-implant and periodontal tissues. A study in the beagle dog. Clin Oral Implants Res 1992；3(1)：9-16.
10. Leonhardt A, Berglundh T, Ericsson I, Dahlén G. Putative periodontal pathogens on titanium implants and teeth in experimental gingivitis and periodontitis in beagle dogs. Clin Oral Implants Res 1992；3(3)：112-119.
11. Roos-Jansåker AM, Lindahl C, Renvert H, Renvert S. Nine- to fourteen-year follow-up of implant treatment. Part II：presence of peri-implant lesions. J Clin Periodontol 2006；33(4)：290-295.
12. Albrektsson T, Zarb G, Worthington P, Eriksson AR. The long-term efficacy of currently used dental implants：a review and proposed criteria of success. Int J Oral Maxillofac Implants 1986；1(1)：11-25.
13. Marrone A, Lasserre J, Bercy P, Brecx MC. Prevalence and risk factors for peri-implant disease in Belgian adults. Clin Oral Implants Res 2013；24(8)：934-940.
14. Koldsland OC, Scheie AA, Aass AM. Prevalence of peri-implantitis related to severity of the disease with different degrees of bone loss. J Periodontol 2010；81(2)：231-238.
15. Froum SJ, Rosen PS. A proposed classification for peri-implantitis. Int J Periodontics Restorative Dent 2012；32(5)：533-540.
16. Gould TR, Westbury L, Brunette DM. Ultrastructural study of the attachment of human gingiva to titanium in vivo. J Prosthet Dent 1984；52(3)：418-420.
17. Nociti FH Jr, Cesco De Toledo R, Machado MA, Stefani CM, Line SR, Gonçalves RB. Clinical and microbiological evaluation of ligature-induced peri-implantitis and periodontitis in dogs. Clin Oral Implants Res 2001；12(4)：295-300.
18. Heitz-Mayfield LJ, Lang NP. Comparative biology of chronic and aggressive periodontitis vs. peri-implantitis. Periodontol 2000 2010；53：167-181.
19. Leonhardt A, Renvert S, Dahlén G. Microbial findings at failing implants. Clin Oral Implants Res 1999；10(5)：339-345.
20. Zitzmann NU, Berglundh T, Marinello CP, Lindhe J. Expression of endothelial adhesion molecules in the alveolar ridge mucosa, gingiva and periimplant mucosa. J Clin Periodontol 2002；29(6)：490-495.
21. Konttinen YT, Lappalainen R, Laine P, Kitti U, Santavirta S, Teronen O. Immunohistochemical evaluation of inflammatory mediators in failing implants. Int J Periodontics Restorative Dent 2006；26(2)：135-141.
22. Duarte PM, de Mendonça AC, Máximo MB, Santos VR, Bastos MF, Nociti Júnior FH. Differential cytokine expressions affect the severity of peri-implant disease. Clin Oral Implants Res 2009；20(5)：514-520.
23. Javed F, Al-Hezaimi K, Salameh Z, Almas K, Romanos GE. Proinflammatory cytokines in the crevicular fluid of patients with peri-implantitis Cytokine 2011；53(1)：8-12.
24. Schou S, Holmstrup P, Reibel J, Juhl M, Hjørting-Hansen E, Kornman KS. Ligature-induced marginal inflammation around osseointegrated implants and ankylosed teeth：stereologic and histologic observations in cynomolgus monkeys (Macaca fascicularis). J Periodontol 1993；64(6)：529-537.
25. Berglundh T, Zitzmann NU, Donati M. Are peri-implantitis lesions different from periodontitis lesions? J Clin Periodontol 2011；38(Suppl. 11)：188-202.
26. Zitzmann NU, Berglundh T, Ericsson I, Lindhe J. Spontaneous progression of experimentally induced periimplantitis. J Clin Periodontol 2004；31(10)：845-849.
27. Albouy JP, Abrahamsson I, Persson LG, Berglundh T. Spontaneous progression of peri-implantitis at different types of implants. An experimental study in dogs. I：clinical and radiographic observations. Clin Oral Implants Res 2008；19(10)：997-1002.
28. Albouy JP, Abrahamsson I, Persson LG, Berglundh T. Spontaneous progression of ligatured induced peri-implantitis at implants with different surface characteristics. An experimental study in dogs II：histological observations. Clin Oral Implants Res 2009；20(4)：366-371.
29. Serino G, Strom C. Peri-implantitis in partially edentulous patients：Association with inadequate plaque control. Clin Oral Implants Res 2009；20：169-174.
30. Klokkevold PR, Han TJ. How do smoking, diabetes, and periodontitis affect outcomes of implant treatment? Int J Oral Maxillofac Implants 2007；22(Suppl.)：173-202.
31. Schou S, Holmstrup P, Worthington HV, Esposito M. Outcome of implant therapy in patients with previous tooth loss due to periodontitis. Clin Oral Implants Res 2006；17(Suppl. 2)：104-123.
32. Karoussis IK, Kotsovilis S, Fourmousis I. A comprehensive and critical review of dental implant prognosis in periodontally compromised partially edentulous patients. Clin Oral Implants Res 2007；18：669-679.
33. Wilson TG Jr. The positive relationship between excess cement and peri-implant disease：A prospective clinical endoscopic study. J Periodontol 2009；80：1388-1392.
34. Linkevicius T, Puisys A, Vindasiute E, Linkeviciene L, Apse P. Does residual cement around implantsupported restorations cause peri-implant disease? A retrospective case analysis. Clin Oral Implants Res 2013；24(11)：1179-1184.
35. Wadhwani C, Hess T, Faber T, Piñeyro A, Chen CS. A descriptive study of the radiographic density of implant restorative cements. J Prosthet Dent 2010；103：295-302.
36. Strietzel FP, Reichart PA, Kale A, Kulkarni M, Wegner B, Kuchler I. Smoking interferes with the prognosis of dental implant treatment：A systematic review and meta-analysis. J Clin Periodontol 2007；34：523-544.
37. Hinode D, Tanabe S, Yokoyama M, Fujisawa K, Yamauchi E, Miyamoto Y. Influence of smoking on osseointegrated implant failure：A meta-analysis. Clin Oral Implants Res 2006；17：473-478.
38. Heitz-Mayfield LJ, Huynh-Ba G. History of treated periodontitis and smoking as risks for implant therapy. Int J Oral Maxillofac Implants 2009；24(Suppl.)：39-68.
39. Rinke S, Ohl S, Ziebolz D, Lange K, Eickholz P. Prevalence of peri-implant disease in partially edentulous patients：A practice-based cross-sectional study. Clin Oral Implants Res 2011；22：826-833.
40. Bornstein MM, Cionca N, Mombelli A. Systemic conditions and treatments as risks for implant therapy. Int J Oral Maxillofac Implants 2009；24(Suppl.)：12-27.
41. Mombelli A, Cionca N. Systemic diseases affecting osseointegration therapy. Clin Oral Implants Res 2006；17(Suppl. 2)：97-103.
42. Salvi GE, Carollo-Bittel B, Lang NP. Effects of diabetes mellitus on periodontal and peri-implant conditions：Update on associations and risks. J Clin Periodontol 2008；35：398-409.
43. Abiko Y, Selimovic D. The mechanism of protracted wound healing on oral mucosa in diabetes. Review. Bosn J Basic Med Sci 2010；10：186-191.
44. Manoucher-Pour M, Spagnuolo PJ, Rodman HM, Bissada NF. Comparison of neutrophil chemotactic response in diabetic patients with mild and severe periodontal disease. J Periodontol 1981；52：410-415.
45. Bormann KH, Stühmer C, Z'Graggen M, Kokemöller H, Rücker M, Gellrich NC. IL-1 polymorphism and periimplantitis. A literature review. Schweiz Monatsschr Zahnmed 2010；120：510-520.
46. Laine ML, Leonhardt A, Roos-Jansåker AM, Peña AS, van Winkelhoff AJ, Winkel EG, Renvert S. IL-1RN gene polymorphism is associated with periimplantitis. Clin Oral Implants Res 2006；17：380-385.
47. Rungsiyakull C, Rungsiyakull P, Li Q, Li W, Swain M. Effects of occlusal inclination and loading on mandibular bone remodeling：A finite element study. Int J Oral Maxillofac Implants 2011；26：527-537.
48. Hudieb MI, Wakabayashi N, Kasugai S. Magnitude and direction of mechanical stress at the osseointegrated interface of the microthread implant. J Periodontol 2011；82：1061-1070.
49. Stanford CM, Brand RA. Toward an understanding of implant occlusion and strain adaptive bone modeling and remodeling. J Prosthet Dent 1999；81：553-561.
50. Fu J-H, Hsu Y-T, Wang H-L. Identifying occlusal overload and how to deal with it to avoid marginal bone loss around implants. Eur J Oral Implantol 2012; 5: 91-103.

PART 1　インプラント周囲炎とは

section 2
口腔外科的立場から

インプラント周囲炎はいくつかの要因が関与して発症することもある．病因について一概に述べることは困難であるが，種々の全身的リスク因子を考察し，インプラント周囲炎発症の予防に役立てたい．

1-2-1　インプラント周囲炎の全身的な病因とは？

インプラントの施術後の臨床経過において，インプラント周囲病変（インプラント周囲粘膜炎，インプラント周囲炎）が惹起されることがある（**図1，2**）．

インプラント周囲炎は，口腔清掃不良によるインプラント周囲組織の**細菌感染症**が主たる原因である．しかし，一口に細菌感染といっても，口腔内常在菌は多種の細菌叢を形成しており，また，患者（宿主）の全身的・局所的

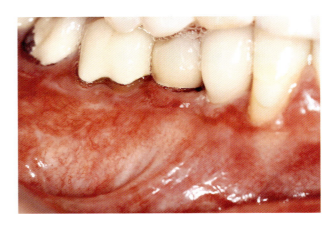

図1　4̄5̄インプラント周囲歯肉の発赤を認める．

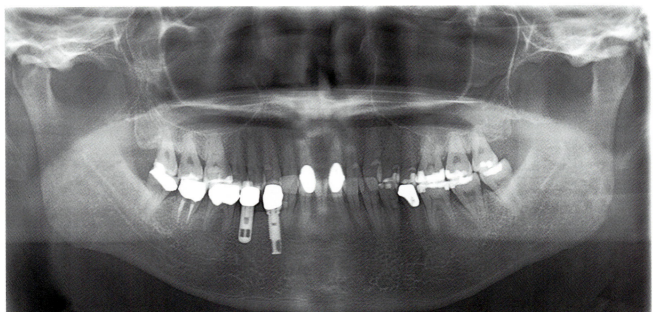

図2　5̄インプラント周囲の骨吸収を認める．

リスク因子がインプラント周囲炎の発症や臨床経過に複雑に関与していると推察される．

従来から，プラークコントロール不良・清掃不良，歯周炎の既往，喫煙，糖尿病，咬合の過負荷，残留セメントなどの因子が，インプラント周囲炎発症のリスク因子として挙げられている．

これら以外にも患者の背景として，medically compromised patient（全身疾患に罹患している患者：有病者）や，近年話題となっている骨吸収抑制薬の服用などがどのように関与しているのかは，インプラント周囲炎を予防するうえで重要である．

インプラント周囲炎の病因について，多数の臨床研究やシステマティックレビュー，メタアナリシスが報告されているが，検討に供された内容についての症例数・サンプル数が十分ではない，観察期間が限られている，前向きコホート研究ではない，などの背景から，局所のプラークコントロール不良による細菌感染ということ以外は，直接的な因果関係は統計学的にエビデンスが明らかでないとされている．

また，**インプラント周囲炎の発症はいくつかのリスク因子が複雑相互に関与している場合も**あり，特定のリスク因子のみでは説明が困難であろう．

本稿では，インプラント周囲炎のリスク因子を整理し，患者の全身的背景からの視点で考察する．

1-2-2 インプラント周囲炎の疫学調査

Atiehら[1]は，504件の論文から9件の臨床研究を厳選して，患者1,497人，6,283本のインプラント体を対象としインプラント治療の予後について疫学的調査を行った．その結果，患者の**63.4%**，インプラント体の**30.7%**にインプラント周囲粘膜炎が発症し，また患者の**18.8%**，インプラント体の**9.6%**にインプラント周囲炎が発症していたと報告している．さらに，インプラント周囲病変（インプラント周囲粘膜炎，インプラント周囲炎）に罹患していた患者のうち36.3%が喫煙の習慣があったことを指摘し，**喫煙が高頻度にインプラント周囲病変（インプラント周囲粘膜炎，インプラント周囲炎）の発症に関与**していたと述べている．

Derkら[2]によるシステマティックレビューで取り上げた15件の論文の解析結果では，**19～65%**の頻度でインプラント周囲粘膜炎が発症し，**1～47%**の頻度でインプラント周囲炎が発症していたと報告している（患者数およびインプラント体の本数）．

また，Ferreiraら[3]は，212人のインプラント治療患者のうち，インプラント周囲粘膜炎が**64.6%**で，インプラント周囲炎が**8.9%**で発症し，リスク因子として**歯周炎・糖尿病・口腔衛生不良**を挙げている．このようにインプラント治療の経過中，かなりの割合でインプラント周囲病変が発症していることが報告されている．

1-2-3 インプラント周囲炎のリスク因子

　従来より，プラークコントロール不良・清掃不良，歯周炎の既往，喫煙，糖尿病，咬合の過負荷，残留セメントなどの因子がインプラント周囲炎発症のリスク因子として検討されてきた（**表1**）[3〜11]．これらのうち以下の代表的なリスク因子について，全身的背景から考察する．

表1 インプラント周囲炎のリスク因子[3〜11]．

①プラークコントロール不良・清掃不良
②歯周炎の既往
③喫煙
④糖尿病
⑤咬合の過負荷
⑥残留セメント

喫煙

　Sgolastra ら[10]は，喫煙とインプラント周囲炎について5,876件の論文から7件の臨床研究についてシステマティックレビュー，メタアナリシスにて検討した．喫煙との関係について過去の報告を詳細に検証した．その結果，patient-based analysis では，インプラント周囲炎のリスクについて，喫煙者と非喫煙者の間に有意差は認められなかったが，implant-based analysis では，**非喫煙者と比較して，喫煙者におけるインプラント周囲炎のリスクが高いことが判明したものの，喫煙とインプラント周囲炎の因果関係についての統計学的なエビデンスは非常に小さい**と結論されている．また，禁煙がインプラント周囲炎にどのように影響するのかも現状では明らかではなく，将来的に十分なサンプル数を備えた前向き研究が必要としている．

　Renvert ら[8]による172症例のインプラント周囲炎患者のレトロスペクティブ調査でも，**喫煙の習慣はインプラント周囲炎の発症に関与しておらず，歯周炎と循環器疾患の既往がハイリスク**であった，と報告している．

　一方，喫煙とインプラント周囲炎の重症度とリスク因子について検討した興味深い報告がある．デンマークのSaaby ら[9]は，Aarhus 大学の関係施設におけるインプラント治療患者98人から34人を抽出し，レトロスペクティブ調査を行ったところ，**インプラント周囲炎が重症化するリスク因子として，喫煙と歯周炎の既往が重要**であることを示した．しかし同時に，**これらの2つのリスクの存在因子は，必ずしもインプラント周囲炎の重症化を助長するものではなかった．**

　上記の報告が示すように，喫煙そのものがインプラント周囲炎の発症に関与するとのエビデンスは明らかではない．

糖尿病

　糖尿病患者は，末梢血管循環障害や免疫系機能障害により，術後の治癒不全やインプラント周囲炎への影響が指摘されている．

　Naujokat ら[11]は糖尿病とインプラント治療の予後について，372件の論文から22件を抽出し，システマティックレビューで検討した．その結果，**糖尿病がコントロールされていない場合にはインプラント周囲炎のリスクを上昇させ，インプラント治療の失敗を招くリスクが高い**と報告している．しかし，**糖尿病の罹患期間との関係は明らかではなく，糖尿病のコントロールが良好であれば，インプラントの経過は，健常人と同様**である，と述べている．Naujokat らの検討は，現状で糖尿病とインプラント周囲炎の影響についてシステマティックレビューで検討されたもっとも新しい論文であり，糖尿病の管理が重要であることを示唆している．

medically compromised patient（有病者）

　Diz ら[12]は，medically compromised patient（有病者）および随伴する徴候を呈する患者のインプラント治療の失敗やリスクについて，過去の報告をもとに広範囲に調

査している（**表2**）．

それによれば，調査された各全身的疾患や徴候そのものがインプラントの非適応となるのは非常に限定的であるが，**いくつかの条件が重なって関与する場合には，インプラント失敗のリスクが高くなると警告している**．インプラント周囲炎の直接的な病因を調査した内容ではないが，何らかの因果関係を示唆する側面もあり，インプラント周囲炎発症予防のためには，口腔清掃やメインテナンスを徹底するなど特段の配慮が必要である．

ビスホスホネート（BP），骨吸収抑制薬

ビスホスホネート（BP）は，骨転移を有するがん患者（乳がん，前立腺がんなど）や，骨粗鬆症患者に広く用いられている薬剤であり，同治療を受けている患者に難治性の顎骨壊死（BRONJ）が発生することがある．口腔内に発生する特異的な症状として，これまで歯科的対応に関する多数の報告があり，国内における最新のものとして2016年に「骨吸収抑制薬関連顎骨壊死の病態と管理：顎骨壊死検討委員会ポジションペーパー 2016」が公表された[13]．

近年，骨病変の新たな治療薬としてデノスマブが用いられるようになったが，同投与患者にもBRONJと同様の顎骨壊死（DRONJ）が生じることが判明しており，BRONJとDRONJ両者を包括したARONJ（ Anti-resorptive agents-related ONJ），骨吸収抑制薬関連顎骨壊死という名称が使用されるようになってきた．2016年のポジションペーパーにおいて，このARONJのリスク因子（注：いずれの因子もエビデンスに基づいて確定されたものではないことに留意，とのただし書きがある）として，"インプラント埋入" が挙げられている．

Holzingerら[14]は，BRONJの外科的治療を施された自験例138例，および1978年〜2012年に報告された歯科用インプラントとBRONJについて報告のあった文献についてメタアナリシスを行った．その結果，BP治療開始前にインプラント埋入を行い，十分な口腔管理が行われている場合には，インプラントはリスク因子とはなりにくいが，**BP治療中あるいは治療後に埋入されたインプラントはリスク因子となる確率が高いと報告し，本**

表2 文献的調査に供された medically compromised patient（有病者）[12]．

・アルコール依存症	・糖尿病
・血液疾患	・唾液分泌減少（口腔乾燥）
・骨系統疾患	・免疫不全
・悪性腫瘍	・粘膜病変
・循環器疾患	・精神神経疾患
・副腎皮質ステロイド	・チタンアレルギー

邦におけるポジションペーパーもこの研究を引用し，骨吸収抑制薬で治療中のがん患者へのインプラント埋入は避けるのが適切であり，骨粗鬆症患者の場合は，医科・歯科連携により十分協議し，インプラント治療を進めるかどうか決定するとされている[13]．

顎骨壊死に至る過程あるいは壊死発生後も，インプラント周囲には，インプラント周囲炎の所見がみられるはずであり，骨吸収抑制薬投与患者のインプラント治療には注意を要する．

口腔がん患者のリハビリテーション

Hesslingら[16]は，口腔がん切除後の再建顎骨に移植された59名の患者，272本のインプラントの予後について報告した．観察期間中（3〜82か月）のインプラント脱落は10本（3.7％）であり，これらのうち8本（82％）は移植骨に埋入されたインプラントであった．また，**不十分な付着歯肉の幅に起因して口腔清掃が十分に行えず，インプラント周囲炎を併発して182本（67％）のインプラントに骨吸収を認めた**．インプラント治療の予後不良の原因は，インプラント周囲炎，不十分な軟組織・硬組織の量，筋機能不全，口腔乾燥に起因していたと報告している．

口腔がん切除・再建後の解剖学的制約で義歯の安定がよくない場合には，インプラントによる咀嚼機能の改善が有効である．一方で，インプラント周囲は厚い皮弁軟組織の存在により，口腔清掃管理が困難なこともあり，インプラント周囲炎の発症原因とならないよう，十分な配慮が必要である．

おわりに

インプラント周囲炎と全身的リスク因子について文献的考察を中心に解説した．特定のリスク因子について統計学的に確定されたエビデンスは明らかではないものの，いくつかの条件が関与するとインプラント周囲炎の発症に結びつく確率が高くなる．全身的リスク因子のある患者のインプラント治療には，つねにリスクとベネフィットを考慮し，患者への十分な説明と同意を得たうえで治療に臨むことが必要である．

> **point**
> ①インプラント周囲炎の病因およびリスク因子について整理する．
> ②インプラント周囲炎の病因やリスク因子から周囲炎発症を予見し，予防に役立てる．
> ③リスク因子のある患者には，局所の清掃やメインテナンスを徹底するとともに，十分な説明と同意のもとに施術する．

参考文献

1. Atieh MA, Alsabeeha NH, Faggion CM Jr, Duncan WJ. The frequency of peri-implant diseases: a systematic review and meta-analysis. J Periodontol 2013; 84 : 1586-1598.
2. Derks J, Tomasi C. Peri-implant health and disease. A systematic review of current epidemiology. J Clin Periodontol 2015; 42 Suppl 16 : S158-171.
3. Ferreira SD, Silva GL, Cortelli JR, Costa JE, Costa FO. Prevalence and risk variables for peri-implant disease in Brazilian subjects. J Clin Periodontol 2006; 33 : 929-935.
4. Heitz-Mayfield LJ. Peri-implant diseases: diagnosis and risk indicators. J Clin Periodontol 2008; 35(8 Suppl) : 292-304.
5. Renvert S, Persson GR. Periodontitis as a potential risk factor for peri-implantitis. J Clin Periodontol 2009; 36 Suppl 10 : 9-14.
6. The American Academy of Periodontology(AAP). Peri-implant mucositis and peri-implantitis: a current understanding of their diagnoses and clinical implications. J Periodontol 2013; 84 : 436-443.
7. Smeets R, Henningsen A, Jung O, Heiland M, Hammächer C, Stein JM. Definition, etiology, prevention and treatment of peri-implantitis—a review. Head Face Med 2014; 10: 34.
8. Renvert S, Aghazadeh A, Hallström H, Persson GR. Factors related to peri-implantitis - a retrospective study. Clin Oral Implants Res 2014; 25 : 522-29.
9. Saaby M, Karring E, Schou S, Isidor F. Factors influencing severity of peri-implantitis. Clin Oral Implants Res 2016; 27 : 7-12.
10. Sgolastra F, Petrucci A, Severino M, Gatto R, Monaco A. Smoking and the risk of peri-implantitis. A systematic review and meta-analysis. Clin Oral Implants Res 2015; 26 : e62-67.
11. Naujokat H, Kunzendorf B, Wiltfang J. Dental implants and diabetes mellitus-a systematic review. Int J Implant Dent 2016; 2 : 5 Epub.
12. Diz P, Scully C, Sanz M. Dental implants in the medically compromised patient. J Dent 2013; 41 : 195-206.
13. 米田俊之，萩野浩，杉本利嗣，太田博明，髙橋俊二，宗圓聰，田口明，永田俊彦，浦出雅裕，柴原孝彦，豊澤悟．骨吸収抑制薬関連顎骨壊死の病態と管理：顎骨壊死検討委員会ポジションペーパー 2016，顎骨壊死検討委員会，2016．
14. Holzinger D, Seemann R, Matoni N, Ewers R, Millesi W, Wutzl A. Effect of dental implants on bisphosphonate-related osteonecrosis of the jaws. J Oral Maxillofac Surg 2014; 72 :1937, e1-8.
15. Walter C, Al-Nawas B, Wolff T, Schiegnitz E, Grötz KA. Dental implants in patients treated with antiresorptive medication – a systematic literature review. Int J Implant Dent 2016; 2 : 9. Epub,.
16. Hessling SA, Wehrhan F, Schmitt CM, Weber M, Schlittenbauer T, Scheer M. Implant-based rehabilitation in oncology patients can be performed with high long-term success. J Oral Maxillofac Surg 2015; 73 : 889-896.

section 3
病理学的立場から

　一般的に，感染により引き起こされるインプラント周囲組織の炎症状態の総称をインプラント周囲炎（peri-implantitis）という．そのなかには，インプラント周囲粘膜炎（peri-implant mucositis）とインプラント周囲炎があり，両者は，歯周組織の病変である歯肉炎と歯周炎に対比される．

　インプラント周囲粘膜炎は，歯肉炎に準じた用語で，オッセオインテグレーションしたインプラントの周囲粘膜の可逆的な炎症のみで，骨吸収をともなわないものとされている[1〜3]．また，インプラント周囲炎は，成人の歯周炎に準じた用語であり，炎症反応による周囲支持骨の吸収が生じ，歯冠側よりオッセオインテグレーションが徐々に失われ，骨吸収が進行した状態をいう[1〜3]．

　本項では，主にインプラント周囲炎について，病理学的にその特徴について考える．

1-3-1　インプラント周囲組織の構造的特徴（図1，表1）

　インプラント周囲組織とは，インプラント周囲の歯肉粘膜組織をいう．インプラント体は骨組織に直接植立され，オッセオインテグレーションしているので，歯根膜組織（歯周靱帯）はなく，骨組織・インプラント周囲上皮・

表1　天然歯の歯周組織とインプラント周囲組織の特徴

	歯周組織	インプラント周囲組織
口腔上皮	高度に角化した口腔上皮	高度に角化した口腔上皮
接合上皮	天然歯表面にヘミデスモソームを介して付着	インプラント表面に少数のヘミデスモソームを介して付着
移行形態	口腔上皮，歯肉溝上皮につながり，接合上皮に移行	口腔上皮，インプラント周囲溝上皮につながり，インプラント周囲上皮に移行
コラーゲン含有量（結合組織）	少ない	多い
線維芽細胞（結合組織）	多い	少ない
コラーゲン線維の走行	歯根に垂直および平行	インプラントに平行
セメント質	有	無
血液供給	歯根膜，歯槽骨，歯肉	歯槽骨，歯肉
歯槽骨との状態	歯根膜組織が介在	オッセオインテグレーション（歯根膜組織の介在がない）

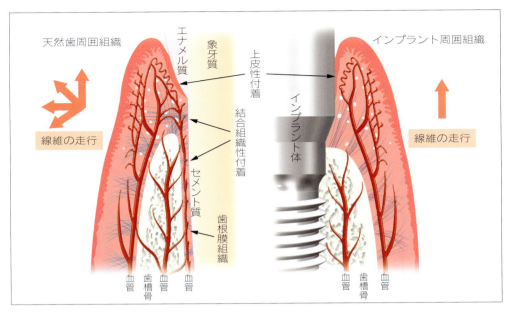

図1 天然歯の歯周組織とインプラント周囲組織の相違点.

結合組織から構成される．天然歯の場合には接合上皮による上皮性付着と，その下部に歯肉線維による結合組織性付着が存在するが，インプラント体では，インプラント体表面に接合した**歯肉上皮（インプラント周囲上皮）**と，その下部に**膠原線維**が平行して走行しており，天然歯のような強い付着は存在しない．

天然歯の接合上皮

天然歯の**接合上皮**は，退縮エナメル上皮に由来している．この接合上皮は，最表層の細胞の**基底膜とヘミデスモゾーム**を介して物理的にエナメル質に付着している．接合上皮の細胞間隙は広く，結合組織からの漏出液，もしくは炎症にともなう滲出液を通過させ，上皮の防御機能を補っている．また，接合上皮には**リソソーム酵素**などが局在しており，外来異物を取り込んで処理することも知られている．この接合上皮は，内外の基底部から中央に向かって歯肉溝に代謝されていく（**図2**）．

口腔粘膜上皮の幹細胞は**基底細胞層**にあり，つねに増殖し，その後は上方に向けて，**棘細胞，顆粒細胞，角質**となり，生涯を終える．最表層に位置する**角化層**は，外部刺激から内部環境を守っている（**自然免疫**）．また，顆粒細胞や棘細胞では**ディフェンシン**という抗細菌性タンパクを産生し，細菌を直接殺す機構も備えている．

また，これらの角化細胞のほかにも，外部より侵入す

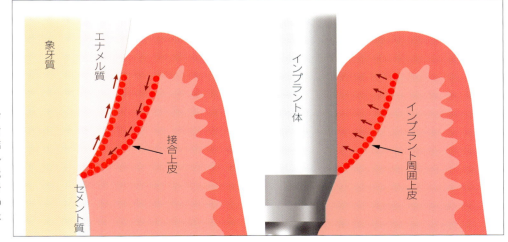

図2 天然歯の接合上皮とインプラント周囲上皮の代謝．接合上皮では，図の矢印のように結合組織側のみならずエナメル質側の細胞も分裂増殖して代謝に関与する．一方，インプラント周囲上皮では，口腔粘膜の代謝と同様にインプラント体に向けて代謝している．

る抗原を認知する**ランゲルハンス細胞**や色素を分泌する**メラニン産生細胞**,および触覚をつかさどる**メルケル細胞**が存在している.

しかし,インプラント体周囲など,口腔粘膜が再生するときには角化細胞のみが再生し,そのほかの細胞は再生に関与しないために,感覚系や免疫系が異なると考えられる.

インプラント周囲上皮

インプラント体表面にも接合上皮と類似した上皮が存在するが,この上皮は咀嚼粘膜である**口腔粘膜上皮**(歯肉)に由来する.インプラント体は口腔粘膜に植立されるので,インプラント周囲上皮の細胞代謝は,基底側からインプラント体表面に向けて起きている(**図2**).上皮下の結合組織に炎症性反応が少なく,インプラントと結合組織界面が緊密であれば,細長い周囲上皮として安定している.インプラント体表面のインプラント周囲上皮にヘミデスモゾームが形成されていたという報告があるが,インプラント体表面にヘミデスモゾームが形成されることは少ないと考えられている[4,5].このことは,インプラント体と上皮の結合が弱いことを意味している.

また,上皮の増殖能については,インプラント周囲上皮は接合上皮よりも増殖能が低く,種々の刺激に対しての防御力も弱い.このようなインプラント周囲上皮の弱点は,結合組織中の血管からの滲出液による洗浄により補われている.そのためにインプラント周囲上皮の細胞間隙は,接合上皮よりも拡大して血液の成分が漏出しやすく,液状成分や好中球が容易にインプラント周囲上皮の細胞間隙を通過して**インプラント周囲溝**に流出することができる.この漏出液中には**免疫グロブリン**や**酵素**が含まれ,炎症に対する防御機構として働いている.

インプラント周囲溝

インプラントと周囲の歯肉粘膜との間の間隙を**インプラント周囲溝**とよぶ.天然歯における歯肉溝(ポケット)に類似しているが,天然歯とは異なりインプラント周囲溝は,インプラント体の埋入部位や埋入方法により,周囲粘膜組織が健常であっても,その深さは一定しない.また,天然歯とは異なり,**溝の底部で結合組織付着のバ**リアがないため,**細菌感染による組織の炎症が直接下部の骨組織に波及しやすい.その結果,インプラント周囲溝は歯肉溝より深くなりやすい.**

インプラント周囲結合組織

インプラント周囲組織に歯根膜組織は存在しない.インプラント周囲結合組織は,天然歯周囲の歯肉より少ない血管や線維芽細胞を含む瘢痕組織様の**コラーゲン線維**が多い[6].これは,血液供給においても正常歯周組織に比べて劣ることを意味している.この結合組織が,インプラント体表面のバイオフィルムに対する炎症応答を起こすバリアを構築するため,炎症に対する防御は弱い[7].

インプラント体は生体の異物処理反応のなかで,結合組織中ではインプラント体を取り巻くような線維組織による被包を受ける.この線維組織は,シャーピー線維としての靱帯様結合を期待することはできない.また,インプラント周囲結合組織には,**コラゲナーゼ**(タンパク分解酵素)に対して高い抵抗性を示す**V型コラーゲン線維**が増殖し,細菌の侵入に対して防御するようにはたらいているという[8].通常,Ⅲ型コラーゲンは正常な歯周組織にみられ,歯周病になるとV型が増えるということから[8],インプラント体周囲は,歯周病の環境に近いと考えられる.インプラント体ではエナメル-セメント境に相当するものはなく,**結合組織界面がいかに緊密であるか否かが上皮の深部増殖の鍵を握っている**.

インプラント周囲骨組織

天然歯では,歯根膜組織(歯周靱帯)のシャーピー線維によりセメント質と骨組織が結合している.しかしインプラント体には,シャーピー線維が存在しない.その代わりに,コラーゲン線維はインプラント体表面と平行に走行して存在する.また,骨組織とインプラント表面はオッセオインテグレーションにより接合している.オッセオインテグレーションは光学顕微鏡レベルでは,インプラントと骨組織の間には軟組織の介在がなく機能するものとされている.電子顕微鏡レベルでは,チタンと骨は直接接触しているわけでなく,50nm程度の厚みをもつ**無構造層**を介して幼若なコラーゲンが存在し,この層がチタンと骨の接触には重要と考えられている[9].

PART 1　インプラント周囲炎とは

インプラント体表面と骨組織の間に歯根膜組織がないことは，インプラント体が天然歯と比べて炎症に対して弱いことが考えられる．これは，歯周病における結合組織性付着がないことを意味し，細菌感染に対する生物学的バリアがインプラント周囲組織では弱いことを意味する．

1-3-2　インプラント周囲炎の細菌叢

インプラント周囲炎の細菌叢に関しては，歯周炎とほぼ同様に非特異的な混合感染である．ただ，staphylo-cocci, peptostreptococci, enteric bacteria, およびカンジダ属がしばしば認められることが異なる[10]．

1-3-3　インプラント周囲炎の病理組織学的特徴(表2, 図3)

インプラント周囲炎の免疫学的および病理組織学的イベントは歯周炎と同様であり，また，炎症構成細胞もほとんど同様である．しかし，歯周炎と比較して，**インプラント周囲炎では，広範な炎症性細胞浸潤および自然免疫反応が顕著であり，組織破壊が激しく，その進行が速いことが認められる**．このことは，両者の構造的な違い，インプラント周囲上皮の特徴や歯根膜組織(歯周靱帯)がないことによる[10]．

一般的に，歯周炎においては，ポケット上皮に関連して著しい炎症性細胞浸潤がみられる．インプラント周囲炎においても，インプラント周囲上皮に関連して炎症性細胞浸潤は顕著に認められるが，そのほかの部位においても炎症性細胞浸潤は著しい．その炎症性細胞浸潤の構成は，歯周炎であればマクロファージ・T細胞・B細胞・形質細胞であり，好中球はポケット上皮部に多く認められる．これらのうち，形質細胞とB細胞は慢性歯周炎や進行性歯周炎の炎症性細胞浸潤の主体である[11]．また，インプラント周囲炎でも，炎症性細胞浸潤は形質細胞が主体をなしているが，歯周炎と比べて好中球・マクロファージの増加が特徴となる[11〜15]．とくに，好中球はインプラント周囲上皮だけでなく結合組織深部や中央部の血管周囲にまで浸潤している(**図4**)．

表2　歯周炎とインプラント周囲炎の特徴．

	歯周炎	インプラント周囲炎
細菌叢	非特異的な混合感染	非特異的な混合感染とstaphylococci, peptostreptococci, enteric bacteria, およびカンジダ属が混在
炎症性細胞浸潤	リンパ球，形質細胞が主体	リンパ球，形質細胞に加えて好中球とマクロファージ
好中球	ポケット上皮に関連して存在	インプラント周囲上皮だけでなく，結合組織深部の血管周囲にも存在
炎症性浸潤	比較的限局	広範
炎症性浸潤の深部進展速度	比較的遅い	速い
炎症性浸潤の歯槽骨への波及	少ない	多い
炎症性浸潤の歯槽骨骨髄への波及	少ない	容易

インプラント周囲粘膜炎からインプラント周囲炎への移行は，好中球・マクロファージ・T細胞・B細胞の増

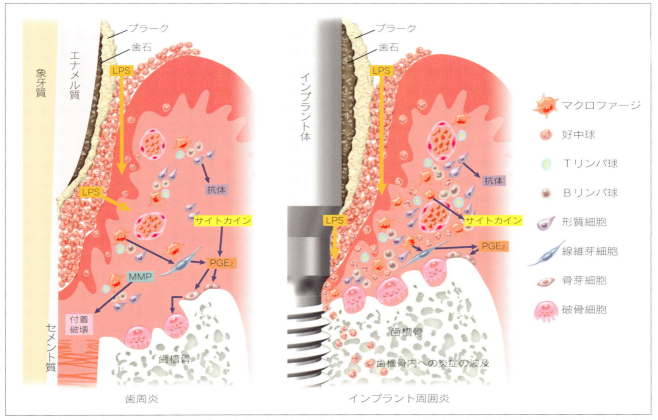

図3 歯周炎とインプラント周囲炎．インプラント周囲炎では，好中球やマクロファージが広範に存在する．また，歯槽骨と接するため，容易に歯槽骨内への炎症性細胞浸潤が起きる．

加による骨組織の吸収により特徴づけられる．また，インプラント周囲炎では，炎症性浸潤の程度は骨髄に向かって広がり，歯周炎と比べてインプラント周囲炎のほうがその程度が著しい[15]．

インプラント周囲炎では，肥厚したインプラント周囲上皮，結合組織の喪失，微小血管の拡張がみられ，注目すべきは，歯肉粘膜に比べてインプラント周囲上皮ではランゲルハンス細胞が少なく，間質性の**樹状細胞**が多いことである[14]．これは，**インプラント周囲上皮での抗原提示が弱い**ことを意味している．また，歯周炎と比較してインプラント周囲炎の肉芽組織から単離された線維芽細胞では，**血管新生因子やマトリックスメタロプロテアーゼの産生が強く，メタロプロテアーゼ抑制物質やコラーゲン合成阻害物質の産生の減少**が認められる[16,17]．さらに，インプラント周囲炎の肉芽組織は，歯周炎と比較して，炎症性サイトカイン IL-6，IL-8 および TNF-α のより高い mRNA 発現を示したと報告されている[18]．

これらのことから，結合組織の自然免疫応答は歯周炎とインプラント周囲炎の間で異なり，インプラント周囲の結合組織の特殊な自然免疫応答が，患部での炎症細胞の遊走および維持を促進していると考えられる．

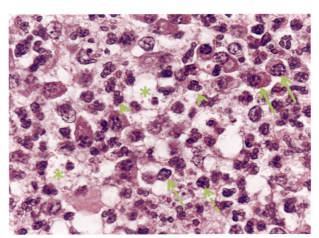

図4 インプラント周囲炎の深部炎症性細胞浸潤．形質細胞(矢印)，リンパ球(矢印点線)，好中球(矢頭)，マクロファージ(＊)がインプラント周囲炎の深部結合組織にみられる．HE染色．

1-3-4 まとめ

インプラント周囲炎では，歯周炎と比較して以下の特徴がある．

■ インプラント周囲炎の細菌叢に関しては，歯周炎とほぼ同様に非特異的な混合感染である．

■ 炎症性細胞浸潤の深部進展は，インプラント周囲炎のほうが歯周炎よりも著しく，その速度は速い．

■ インプラント周囲炎・歯周炎の両者ともに，炎症性細胞浸潤は形質細胞とリンパ球が主体であるが，歯周炎に比べてインプラント周囲炎では，好中球およびマクロファージが多く存在する．

■ 歯周炎では，好中球はポケット上皮に関連した部位にみられるが，インプラント周囲炎では，上皮から離れた部分でも好中球が認められる．

■ インプラント周囲炎では炎症性細胞浸潤の先端部は，骨組織となり，容易に骨髄炎に進展する．

　上記のインプラント周囲炎の特徴を考えると，インプラント周囲上皮の深行を抑えるために，いかに**インプラント体表面のバイオフィルムの除去を行うか**が，**インプラント周囲炎の治療の鍵**である．また，**インプラント周囲組織の特殊性から，インプラント周囲炎のバイオフィルムの除去にレーザー治療を用いることが有用である**と考えられる．

参考文献

1. Albrektsson T, Isidor F. Consensus report：Implant therapy. In：Lang NP, Karring T, eds. Proceedings of the 1st European Workshop on Periodontlogy. Berlin：Quintessence, 1994：365–369.
2. Lindhe J, Meyle J. Peri-implant diseases：Consensus report of the sixth European workshop on periodontology. J Clin Periodontol 2008；35：282–285.
3. Nogueira-Filho G, Iacopino AM, Tenenbaum HC. Prognosis in implant dentistry：a system for classifying the degree of peri-implant mucosal inflammation. J Can Dent Assoc 2011；77：b8.
4. Shimono M, Ishikawa T, Enokiua Y, Muramatsu T, Matsuzaka K, Inoue T, Abiko Y, Yamaza T, Kido M, Tanaka T, Hashimoto S. Biological characteristics of the junctional epithelium. Journal of Electron Microscopy 2003；52：627–639.
5. Rossi S, Tirri T, Paldan H, Kuntsi-Vaattovaara H, Tulamo R, Närhi T. Peri-implant tissue response to TiO2 surface modified implants. Clin Oral Implants Res 2008；19(4)：348–355.
6. Klinge B, Hultin M, Berglundh T. Peri-implantitis. Dent Clin North Am 2005；49：661–676.
7. Algraffee H, Borumandi F, Cascarini L. Peri-implantitis. Br J Oral Maxillofac Surg 2012；50(8)：689–694.
8. Romanos GE, Schröter-Kermani C, Weingart D, Strub JR. Health human periodontal versus peri-implant gingival tissues：an immunohistochemical differentiation of the extracellular matrix. Int J Oral Maxillofac Implants 1995；10(6)：750–758.
9. Inoue T, Matsuzaka K, Yoshinari M, Tanaka T, Abiko Y, Shimono M. Current dental implant research. Dentistry in Japan 2005；41：196–213.
10. Belibasakis GN. Microbiological and immuno-pathological aspects of peri-implant diseases. Arch Oral Biol 2014；59(1)：66–72.
11. Berglundh T, Zitzmann NU, Donati M. Are peri-implantitis lesions different from periodontitis lesions? J Clin Periodontol 2011；38(Suppl. 11)：188–202.
12. Zitzmann NU, Berglundh T. Definition and prevalence of peri-implant diseases. J Clin Periodontol 2008；35(Suppl. 8)：286–291.
13. Horewicz VV, Ramalho L, dos Santos JN, Ferrucio E, Cury PR. Comparison of the distribution of dendritic cells in periimplant mucosa and healthy gingiva. Int J Oral Maxillofac Implants 2013；28(1)：97–102.
14. Gualini F, Berglundh T. Immunohistochemical characteristics of inflammatory lesions at implants. J Clin Periodontol 2003；30(1)：14–18.
15. Berglundh T, Gislason O, Lekholm U, Sennerby L, Lindhe J. Histopathological observations of human peri-implantitis lesions. J Clin Periodontol 2004；31(5)：341–347.
16. Verardi S, Quaranta M, Bordin S. Peri-implantitis fibroblasts respond to host immune factor C1q. J Periodontal Res 2011；46(1)：134–140.
17. Bordin S, Flemmig TF, Verardi S. Role of fibroblast populations in peri-implantitis. Int J Oral Maxillofac Implants 2009；24(2)：197–204.
18. Venza I, Visalli M, Cucinotta M, De Grazia G, Teti D, Venza M. Proinflammatory gene expression at chronic periodontitis and peri-implantitis sites in patients with or without type 2 diabetes. J Periodontol 2010；81(1)：99–108.

CHAPTER 1　インプラント周囲炎の概要と病因

section 4
補綴学的立場から

1-4-1　インプラント周囲炎と補綴

　オッセオインテグレーションしたのちのインプラント周囲炎の原因としては，プラーク付着による細菌感染と，咬合の過重負担が考えられている．どちらの原因も補綴物によるところが大きく，術者は最終の補綴物に細心の注意を払う必要がある．

インプラント周囲粘膜の特徴

　インプラント補綴を考えるうえで重要なことは，インプラント支持組織の構造が天然歯のそれと異なることである．最大の違いは歯根膜の有無である（**図1**）．天然歯では，セメント質から，コラーゲン線維が垂直に歯冠側結合組織内・歯槽骨内へ走行している．それに対し，インプラント周囲粘膜では，結合組織内の線維はインプラントと平行に走行している[1]．このため，インプラント周囲組織のプロービング時には，炎症がなくてもプローブが深く挿入されてしまう（**図2**）．また，インプラント周囲粘膜では通常の歯周組織よりコラーゲンの含有量が多く，線維芽細胞が少ないといわれている[2]．

　一方，歯槽骨とインプラントはオッセオインテグレーションといわれる形態で骨性統合をしている．

　これらのことから，歯根膜がないインプラント周囲組織では，**血管網が天然歯に比べ少なく，炎症に対する抵抗性は天然歯より脆弱**といわれている．

インプラント補綴の特徴

　インプラントの上部構造は，アバットメントと歯冠補綴物から構成される．一部のインプラントを除き，多くのインプラントではインプラント体とアバットメントの

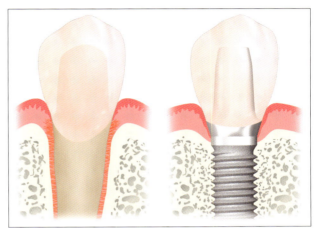

図1　天然歯には歯根膜が存在，インプラントには歯根膜は存在しない．

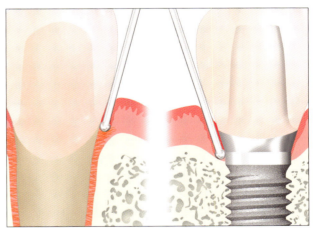

図2　歯根膜が存在しないインプラントでは，プローブが歯槽骨まで達する．

2パートから構成され，通常アバットメント部に歯冠補綴物を装着する(**図3**)．通常アバットメントはインプラント体ネック部直径と同径のものが用いられるが，近年インプラント周囲の組織の退縮を防ぐことを目的として，インプラント体ネック部の直径より1〜2 mm細い形状のアバットメントを用いることもある．

アバットメントは，インプラント体にスクリューで固定され，その上部に補綴物がセメントで合着されるもの(固定式)，またはインプラント体にスクリューで固定するもの(可撤式)がある．

セメント合着では，スクリューへのアクセスホールがないため，審美的にすぐれる(**図4a, b**)が，**セメントの取り残しやインプラントの清掃において不利である**(**図5a〜c**)．また，上部構造を修理する際には不利になる(**図6**)．

一方，可撤性の補綴物は，術者が取り外すことができ

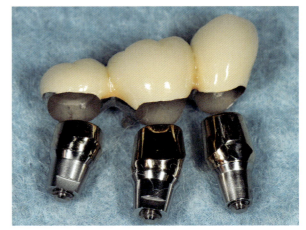

図3 インプラント上部にアバットメント装着され，その上部に補綴物が装着される．

るため**清掃性は有利**であるが，スクリューが見えるため審美的に劣る(**図7, 8**)．また，**何度にもわたる取り外しの操作は辺縁歯肉の退縮を招く恐れもある**[3]．

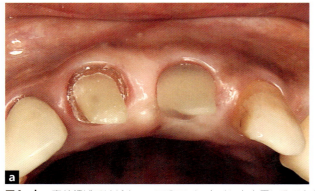

図4a, b 審美領域ではジルコニアのアバットメントを用いることが多い．補綴物を固定するスクリューがないため，審美性にすぐれる．

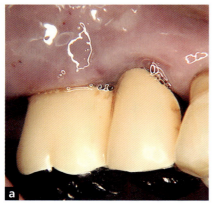
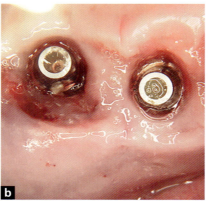

図5a〜c　**a**：インプラント歯肉に炎症がある．**b**：インプラント周囲にセメントが残留している．**c**：デンタルエックス線より骨吸収が認められる．

CHAPTER 1　インプラント周囲炎の概要と病因

図6　ハイブリットレジンの損傷．最後臼歯に大きな咬合力が加わっていることがうかがえる．

図7　術者可撤式のスクリュー固定の補綴．基底部はプラークの付着を防ぐため，確実な研磨を行なう．
図8　補綴物を着脱するスクリューが見えるため，審美性に劣る．アクセスホールはレジンなどで覆う．

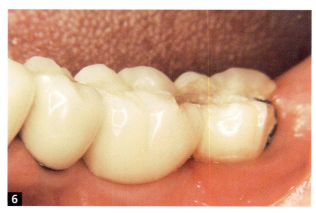
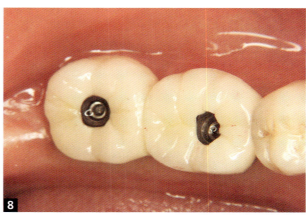
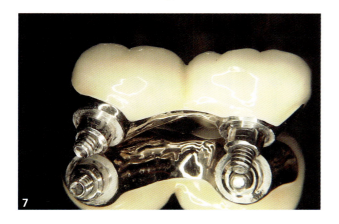

1-4-2　インプラントと咬合

　インプラント体に対する咬合の負担過重では，インプラント体の破損やスクリューの緩み，または補綴物の破損などが報告されている[4]．また，生体への影響としてインプラント支持骨の吸収をあげる報告もある．Miyata[5]ら（2000）は，サルの下顎骨にインプラントを埋入し，過高な上部構造を付与し，4週間の咬合力を付加した．**180μm以上の過高な上部構造により咬合を付与した場合は，インプラント周囲に骨吸収が認められた**と報告している．Isidor, et al（1996）[6]，Duyck, et al（2001）[7]らも，**負担過重は骨の吸収がある**と報告している．

　一方，Ogiso, et al（1994）[8]，Heitz-Mayfield, et al（2004）[9]らは，**過高な上部構造において骨吸収は認められなかった**と報告している．

　以上のように，インプラントの過重負担に対してはさまざまな見解があり，十分に解明されているとはいえない．しかしながら，インプラントの長期安定のためには不必要な過重負担は回避すべきであると考えられる．

1-4-3 インプラントの咬合様式

インプラントには歯根膜がないため，被圧変位量は天然歯と異なる．天然歯とインプラントが混在する場合，天然歯と同じ咬合様式を与えると，インプラント周囲に大きなストレスを生ずる．これを回避するため，インプラント部の咬合を歯根膜の厚みと同程度，約25μm程度低く設定しインプラント周囲へのストレスを防ぐ方法がMisch（1994）[10]らにより提唱された．これはIm-plant-protected occlusion といわれ，天然歯とインプラントが混在する口腔内では有効であると考えられていた．しかしこの咬合様式では，インプラントよりも天然歯に荷重が加わり，インプラントの目的の1つである残存歯の保護に対して疑問がもたれる．現在，この咬合様式を支持する報告は見られない．以上のことから，イン

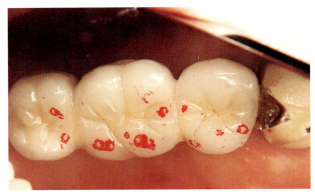

図9 インプラント上部補綴の咬合は，通常の補綴物の咬合と変わらない．

プラントの咬合様式は，天然歯と同様の咬合様式を付与することが主流となっている（**図9**）．

1-4-4 インプラント補綴の形態

インプラント補綴の形態は，天然歯を模倣することが機能的・審美的に望ましいが，それを実践するためにはインプラントの埋入位置が的確でなければならない．天然歯とインプラントの距離，インプラント-インプラント間の距離，または埋入深度（**図10**）など，さまざまな条件をクリアしたときに的確な補綴物を制作できるが（**図11, 12**），欠損部の骨や軟組織は委縮していることが多く，適切な位置にインプラントを埋入することが難しい．こ

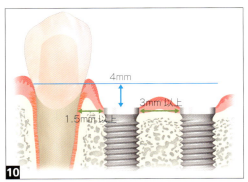
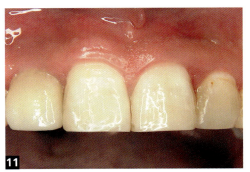
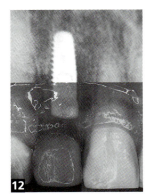

図10 適切な補綴物の形態を付与するためには，インプラントの位置が重要である．天然歯との距離は1.5 mm以上，インプラント‐インプラント間の距離は3 mm以上，また，埋入深度は歯肉辺縁から4 mmが適切とされている．
図11 2の審美領域でのインプラント補綴．
図12 インプラントカラー部から補綴物辺縁まではポケットとなる審美領域では，インプラント体を深めに埋入することが多い．

CHAPTER 1　インプラント周囲炎の概要と病因

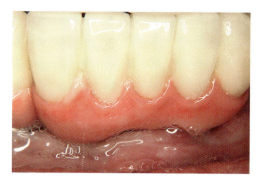
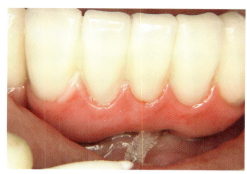

図13　垂直的な組織の不足により，歯肉部を付与した補綴．
図14　補綴物基底部は，患者自身が清掃できるように設計する．

のような場合，骨や軟組織の造成を行うことが望ましいが，必要とされるすべての症例でそれらを施行することは難しく，また限界もある．このような場合，補綴物が萎縮した組織を補うことになり，制作された補綴物は，清掃性に問題があることも多い．こうした補綴物では，プラークの停滞を防ぐために，清掃器具が十分に行きわたる構造や，メインテナンス期間の短縮，使用材料を考慮しなければならない．また，可撤性の補綴物も選択の1つとなる（**図13，14**）．

1-4-5　臨床例

症例1　単独歯固定性補綴（図15a〜f）

患者　29歳の男性

下顎第二小臼歯の先天性欠損，第二乳臼歯の脱落により補綴を希望．欠損部両隣在歯にう蝕は存在しないため，ブリッジによる補綴より侵襲の少ないインプラント処置

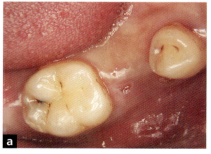
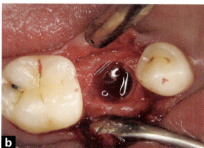
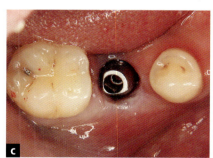
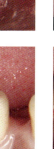
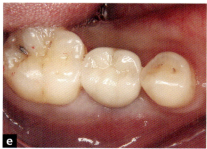
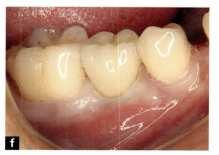

図15a〜f　症例1　単独歯固定性補綴．**a**：術前．**b**：インプラントホールの形成．天然歯からの距離を2mm以上としている．**c, d**：アバットメントの装着．**e, f**：補綴物（セラミック）を装着．補綴部の形態は適切なカントゥアが付与され，清掃性にすぐれる．

を選択．下顎小臼歯部なので審美的条件を満たすため，上部構造の補綴物はセメント合着とした．近遠心部はフロスが入るように設計し，患者自身で清掃ができるようにする．なお，**合着用セメントはテンポラリーセメント**を用い，半固定性とした．

症例2　インプラントブリッジによる固定性補綴（図16a〜e）

患者　63歳の女性

6-4の欠損をインプラント支台の固定性ブリッジにて補綴．歯肉の安定後，ブリッジを装着したが，装着後2か月で歯肉からの出血がみられた．患者自身によるブラッシングとフロッシングにて炎症は減少した．デンタルエックス線写真からインプラント支持骨の吸収はない．インプラント-インプラント間のブリッジにおいても，天然歯を利用したブリッジと同様にポンティック部の清掃性が重要となる．また，本症例ではハイブリットレジンの前装ブリッジを装着したが，セラミック系材料よりプラークが付着しやすいため，メインテナンス期間を3か月（通常は半年に一度）に一度とし，注意深く観察している．

症例3　インプラント支持の固定性による補綴（図17a〜f）

患者　63歳の女性

インプラントにて64の補綴を行ったが，6部に歯肉の違和感とブラッシング時の出血を主訴に来院．プロービングでは6部全周に4〜6 mmのポケットと出血が観測された．デンタルエックス線よりインプラント支持骨の吸収は観測されなかったため，インプラント周囲粘膜炎と診断した．6部のインプラントが遠心よりに埋入されているため，近心部がカンチレバー形状となり，不潔域が存在する．このため，プラークの蓄積により炎症が生じた可能性がある．レーザーは金属や補綴物への照射の認可は受けていないが，患者の了承のもと，Er:YAGレーザーを用いて，ポケット部のプラーク除去と殺菌を目的として，ポケット内掻爬を行った．術後2週間で炎症は縮小し，4週間で歯肉は安定．補綴物の損傷は認められなかった．

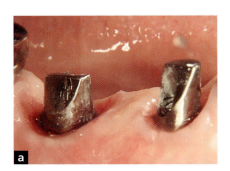
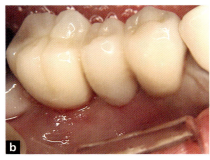
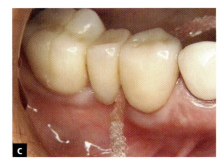
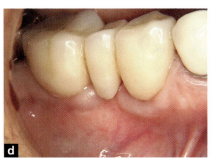
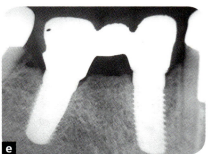

図16a〜e　症例2　インプラントブリッジによる固定性補綴．**a**：アバットメントの装着．**b**：補綴物装着後歯肉からの出血．**c**：患者自身のフロッシング．**d**：出血は消失．**e**：デンタルエックス線から支持骨の吸収は認められない．

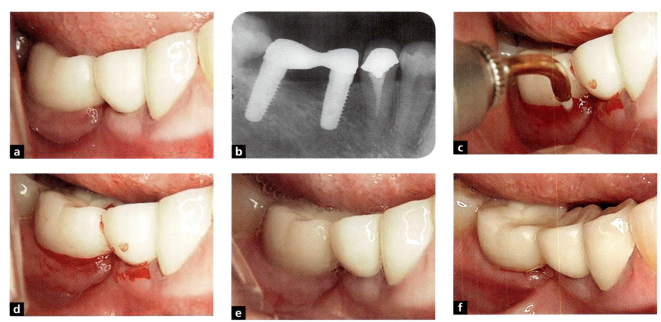

図17a〜f 症例3 インプラント支持の固定性による補綴．**a**：第一大臼歯部に歯肉の炎症．**b**：デンタルエックス線写真から骨の吸収は認められない．**c**：Er：YAGレーザーによるポケット内照射．**d**：術直後．**e**：術後2週間後，炎症は縮小．**f**：術後4週間で炎症は消失．

1-4-6 インプラント周囲炎と補綴

　オッセオインテグレーションが確立された後のインプラント周囲炎の原因の1つとして，インプラント補綴物へのプラークの付着による感染が考えられる．これを防ぐためには，患者自身による日々のプラークコントロールの実践のみならず，術者は清掃性のすぐれた補綴物を提供することが重要である．そのためには，最終補綴物の形状を考慮に入れた的確な診査・診断と，正確なインプラント埋入手術が必要である．そのうえで，精巧な補綴物を歯科技工士とともに制作し，機能後は歯科衛生士とともに適切なメインテナンスを行うことが重要である．これは，インプラント補綴に限らずすべての補綴物にもいえることである．

　患者はインプラントを望んでいるわけではなく，快適な歯冠を望んでいること，快適な補綴物を望んでいることを，術者は忘れてはならない．

参考文献

1. Berglundh T, Lindhe J, Ericsson I, Marinello CP, Liljenberg B, Tomen P. The soft tissue barrier at implant and teeth. Clin Oral Impl Res 1991；2：81-90.
2. Ericsson I, Lindhe J. Probing at implant and teeth. An experimental study in the dog. J Clin Periodontol 1993；20：623-627.
3. Albramsson I, Berglundh T, Lindhe J. The mucosal barrier following abutment/ reconnection. An experimental study in dogs. J Clin Periodontol 1997；24：568-572.
4. Goodacre CJ, Kan JYK, Rungcharassaendet K. Clinical complications of osseointegrated implants. J Prosthet Dent 1999；81：537-552.
5. Miyata T, Kobayashi Y, Araki H, et al. The influence of controlled occlusal overload on peri-implant tissue. Part 3：A horologic study in monkeys. Int J Oral Maxillofacial Implants 2000；15：425-431.
6. Isidor F. Loss of Osseointegration caused by occlusal load of oral implants. Clin Oral Implants Res 1996；7：143-152.
7. Duyck J, Ronold HJ, Oosterwyck HV, et al. The influence of static and dynamic loading on marginal bone reactions around osseointegrated implants：an animal experimental study. Clin Oral Implants Res 2001；12：207-218.
8. Ogiso M, Tabata T, Kuo PT, et al. A histologic comparison of the functional loading capacity of an occlusal dense apatite implant and the natural dentition. J Prostet Dent 1994；71：581-588.
9. Heiz-mayfield LJ, Schmid B, Weigel C, et al. Does excessive occlusal load affect osseointegration? An experimental study in the dog. Clin Oral Implants Res 2004；15：259-268.
10. Misch CE. Implant-protected occlusion：A biomechanical rationale. Compendium 1994；15：1330-1343.

PART 1　インプラント周囲炎とは

column
インプラント上部構造に対する一考察

1　補綴物のチェックポイント

　インプラント周囲炎を引き起こす病因は，補綴物（以下，上部構造）のことも多い．そこで，この上部構造のチェックポイントを挙げてみよう．

①インプラントの植立位置が個人の天然歯列弓に沿っているか？　歯冠形態が隣接歯と正常な関係か？

　インプラントは骨があるところに植立する．植立直下のオトガイ孔・下顎管・上顎洞・副鼻腔などに対し，十分な骨幅や骨の厚みが必要である．骨造成を行わないとすれば，骨がない場合は不定形な位置に植立せざるを得ない．その結果，上部構造の形態はいびつになり，清掃が困難となる．形態がいびつなため，極端な審美性の要求からくるギャップ（不適切な豊隆）や，歯冠幅（歯根比に対する歯冠幅），インプラント間の距離や支台歯数の問題，それらにともなうインプラント体の負担過重が起こる．

②上部構造の連結は，インプラント同士の連結か？　インプラントと天然歯との連結か？

　インプラント体は骨と直接固定（オッセオインテグレーション）しているため，連結は基本的にインプラント同士の固定が望ましいといわれている．一方，歯根膜がある天然歯と歯根膜がないインプラントの連結はダメかというと，筆者は長い臨床例を見ても大きな問題は経験しない．日本の臨床は費用の面，手術の時間や侵襲の面を考慮してインプラントを1本減らして，天然歯と連結すること（たとえば，一般的にインプラントを2本植立したほうがよいが，1本はクラウンが入っている天然歯を用いてインプラントを1本減らす場合）も多い．

③上部構造の適合精度

　上部構造の精度はエックス線写真で適合状態を確認する．少数歯欠損の場合はインプラントの本数も少なく単冠で仕上げられるが，多数歯欠損や骨がない場合は骨がある部分にインプラントを埋入する必要があり，ブリッジタイプの設計でインプラントを植立せざるを得ない．そのときの上部構造の適合は天然歯のブリッジの適合より高い精度が必要である．なぜなら，インプラント体はチタン材で天然歯より硬く弾力性がないため，適合精度に敏感である．

　筆者らは，適合精度を高めるため，大型の上部構造を1ピース（ワン）やロウ付による連結ではなく，いくつかに分割してレーザー溶接で連結する．多数歯欠損で骨がある場合は，インプラントの本数を増やして単冠で仕上げるケースが，米国の症例ではよく見られる．

④上部構造の材料（金属，硬質レジン，ポーセレン）

　上部構造の材料は一般的に硬質レジンがよいといわれている．それはインプラント体が骨とオッセオインテグレーションしているので，ポーセレンのような硬い材料は避けたほうがよいといわれているからである．しかし，審美性の面から前歯部は当然ポーセレンになることが多い．

　筆者らが採用している上部構造をコーヌスタイプにする場合，CAD/CAMでつくられたポーセレンや硬質レジンは着脱時に壊れる恐れがあるため，金属ベースの硬質レジンを主に採用している．

⑤上部構造はアバットメントに固定法にするか，非固定法（可撤性）にするか？（清掃性に大きく影響）

　固定法では，セメント（近年，レジンセメントを多用）が残留すること，いびつな形態の上部構造を固定したことにより，清掃性が悪くなる．非固定法では，上部構造を仮着セメントで仮着するかスクリュー固定する．アクセスホールからスクリューを緩めて，上部構造を適時外してアバットメントを清掃できる．しかし，仮着セメントの残留には注意が必要である．メインテナンス時には，上部構造を外して清掃するのを必ずしも義務化できていないことが多い．スクリュータイプは非常に高度な技工技術が必要な複雑な補綴処置である．またスクリュー部は，腐敗臭，ネジの緩み，破損が問題である．近年はスクリュータイプは徐々に下火になりつつある．

　筆者が勧める非固定法は，コーヌスクローネテレスコープ（以後コーヌス）による上部構造である．コーヌスタイプの上部構造は日頃の家庭でのホームケアの清掃時には上部構造は外さずに清掃する．しかし，1か月に1回の定期健診でのクリニカルケア時は，上部構造を外して，アバットメントを清掃する（すなわち，帽子を取ってイガグリ頭や首筋を洗うのはやさしい）．その結果，アバットメントは簡単に隅々まで完璧に清掃できる．その間，上部構造は超音波洗浄機の中で清掃する．

　このようにインプラント周囲炎の予防は，アバットメントの清掃の良否で決まるといっても過言でない．インプラント周囲炎は起きてから，どう処置するかではなく，起こさない万全の方策を立てるべきである．健康な顎骨に新たなインプラントを植立させるわけなので，それによって病気をつくらせてはいけない．

2　インプラント周囲炎を起こさない上部構造

清掃性が高い形態

　近年，欠損部にインプラントを植立するケースをファーストチョイスにすることが多くなり，それにともないインプラント周囲炎が増えてきた．インプラント周囲炎を予防するための基本的な考え方は，天然歯と同様に正しいブラッシングとメインテナンスである．インプラントする患者は歯を早くに喪失したわけで，もともとブラッシングが悪かった患者が多い．今回，インプラント周囲炎をもたらす病因を補綴的立場から考察すると，**上部構造（補綴物）の精度や清掃性が重要である**．つまり，**審美性の要求からくるギャップ（不適切な豊隆，いびつな形態），インプラントの植立位置により，歯冠幅やインプラント間の距離，支台歯数などに問題があることによって，清掃が困難であったり，インプラント体そのものに負担過重になることも多い．さらに天然歯との連結**に対する是非がある．

　インプラント植立後の長期症例から学ぶことは，顎骨内の感染防止が重要なことである．それには，正しいブラッシング（当院では3点セット・4点セットを使ったブラッシング）と定期的なメインテナンス（当院では毎月1回）に尽きる．

　インプラント植立は骨のあるところに埋入するため，歯列弓から外れることが多い．そのため，インプラントの上部構造は天然歯列に比べて，不定型（ギャップなど）な形態になることが多く，それにともない清掃が困難となる．

上部構造を取り外せるように

　近年，上部構造をセメント固定をする（固定法）ことが多くなってきた．**固定する際のセメントの残留も，インプラント周囲炎を引き起こす大きな要因の1つである．**

セメント残留を防ぐには，マージン部をできるだけ歯肉縁上1 mm以上に設定する．

一方，非固定法では上部構造を仮着セメントで仮着するか，アクセスホールからネジを緩め，上部構造を適時外して清掃するなどの方法をとる．しかし，つい面倒で，問題が起きたときに上部構造を外して清掃することが多い．

近年はCAD/CAMによる補綴物の製作が主流となりつつある．ジルコニアベースのポーセレンや超硬質のレジンを使ってCAD/CAMによる上部構造が製作されている．CAD/CAMでつくられた上部構造は審美的に素晴らしいが，上部構造の破折などを考えると非固定法の選択が難しいという問題がある．

コーヌスタイプの上部構造

筆者らは，コーヌスタイプの上部構造を推奨している．日頃の家庭でのホームケアでは上部構造はそのままにして清掃するが，院内のクリニカルケアでは上部構造を取り外して，アバットメント周囲をワンタフト歯ブラシを使って完璧な清掃を行うことで，インプラント周囲炎を防ぐことができる．内冠はあえてつくらず（治療費をリーズナブルにするため），チタンのアバットメントをそのまま使う．アバットメントの支台歯形成は難しいが，バイコンのノンショルダーアバットメントのテーパーは約6°の傾斜がとれている．普通のスクリュー固定タイプのアバットメント（スクリュー部が空洞）と違い，バイコンのアバットメントは空洞がないチタン材で，天然歯の支台歯形成と同じ感覚で仕上げることができる．

このコーヌスタイプの上部構造の連結には精度が要求される．従来のロウ付けでは十分な精度は確保できないので，レーザー溶接を用いて，精度の高い連結の上部構造を製作するとよい．CAD/CAMでつくられた上部構造を筆者らが推奨するコーヌスタイプにできるといいのだが，着脱時に壊れはしないかと危惧して，現在は応用していない．

CHAPTER 2
インプラント周囲炎の検査と診断

インプラント周囲組織の構造を理解したうえで，インプラント周囲疾患であるインプラント周囲粘膜炎とインプラント周囲炎の診断を行うための検査法について，理解を深めよう．

インプラントと天然歯の間には，植立形態や組織構造に多くの共通点があることから，インプラントの状態を評価するために歯周組織検査が流用されている．しかし，インプラント周囲組織と歯周組織には共通点があると同時に，相違点も数多く存在する．これらを理解したうえでインプラント周囲疾患の検査を行うことが，正しく疾患の状態を評価するうえで重要である．

2-1 インプラント周囲組織と歯周組織の共通点(図1，表1)

粘膜の形態

天然歯は，**口腔角化上皮**が歯肉頂から**歯肉溝上皮**となり**接合上皮**に移行する．それに対しインプラントでは，口腔角化上皮がインプラント粘膜頂から**インプラント周囲溝上皮**となり接合上皮に移行していく．多くの場合，歯およびインプラント周囲には角化した口腔粘膜が存在する．

付着様式

インプラントのアバットメント部に接する上皮は，天然歯同様に**ヘミデスモゾーム**を介して付着し，接合上皮を形成する．天然歯およびインプラントには，上皮性付着と結合組織性付着が存在し，**生物学的幅径**(biologic width)が存在する．天然歯では約2mm，インプラントでは約2.7mmの生物学的幅径が必要であると考えられている[1]．

PART 1 インプラント周囲炎とは

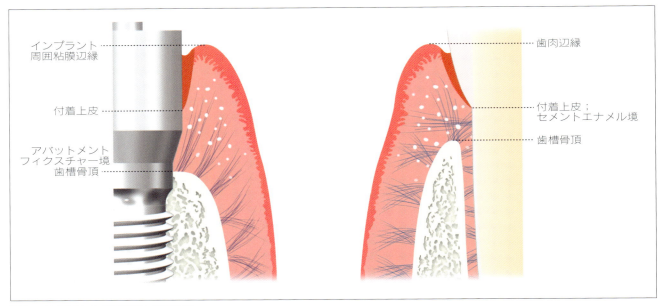

図1 インプラント周囲組織と歯周組織．

表1 歯周組織とインプラント周囲組織の共通点．＊歯周病患者におけるインプラント治療の指針2008　日本歯周病学会編より引用

	インプラント周囲組織	歯周組織
粘膜組織の形態	口腔上皮，インプラント周囲溝上皮につながり，接合上皮に移行	口腔上皮・歯肉溝上皮につながり，接合上皮に移行
接合上皮	インプラント表面にヘミデスモソームを介して付着し，軟組織辺縁より約2mm根尖側で終結	天然歯表面にヘミデスモソームを介して付着し，軟組織辺縁より約2mm根尖側で終結
口腔上皮	高度に角化した口腔上皮	高度に角化した口腔上皮
生物学的幅径	約1.2mm幅の結合上皮と，歯槽骨頂上に約1.5mm幅の結合組織が存在するため，約2.7mmの生物学的幅径が存在	約1mm幅の上皮性付着と，約1mm幅の結合組織性付着が認められ，約2mmの生物学的径が存在

2-2　インプラント周囲組織と歯周組織の相違点[2〜5]

軟組織の成分

　インプラント周囲粘膜は，コラーゲン含有量が多いのに対して線維芽細胞数が少ない瘢痕組織様の形態を示している．また，コラーゲン線維の走行も，**インプラント頸部でインプラントと平行に走行するのみであり，インプラント周囲溝からの刺激に対する抵抗力が，天然歯と比較して脆弱**である．

線維性結合

　インプラント表面にはセメント質が存在しないため，インプラント周囲軟組織から線維がインプラント体に垂直に侵入しておらず，天然歯と比較して，とくに**軟組織部の機械的抵抗性および，炎症に対する抵抗性が弱い**．

歯槽骨との結合

天然歯は，歯根膜を介して骨と結合している．それに対し，インプラントでは，直接骨と接触する骨結合（オッセオインテグレーション）により骨と結合している．

血液の供給

天然歯では，歯肉・歯槽骨・歯根膜からの3つの経路から血液を得られる．それに対し，インプラントでは粘膜・歯槽骨の2経路からの供給となる（**図2**，**表2**）．

これらの違いから，インプラントは，**インプラント頸部における物理的な抵抗性が弱く，プロービング時の圧力には十分な配慮が必要**となる．さらに，結合組織性付着部ではインプラントに垂直に侵入する線維がなく，歯肉線維のように炎症が深部に拡延するのに抵抗する構造が存在しないため，炎症が急速に骨辺縁にまで到達することが考えられる．また，**血管の供給が少ないことは，炎症性細胞や修復に関与する細胞，および免疫関連因子の供給が少ないことにつながる**と考えられる．

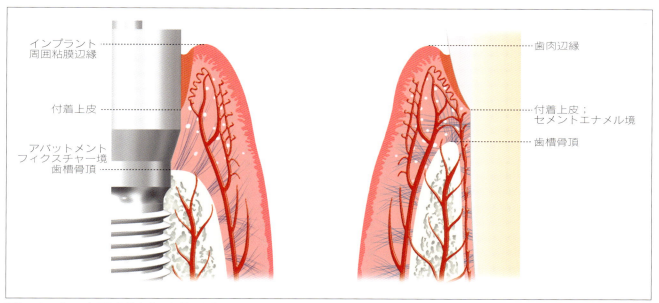

図2 インプラント周囲組織と歯周組織の血管分布．

表2 歯周組織とインプラント周囲組織の相違点．＊歯周病患者におけるインプラント治療の指針2008　日本歯周病学会編より引用

		インプラント周囲組織		歯周組織
結合組織の成分	コラーゲン含有量	インプラント周囲粘膜	＞	歯肉
	線維芽細胞	インプラント周囲粘膜	＜	歯肉
コラーゲン線維の走行		インプラントに平行		歯根に垂直および平行
セメント質の存在		無		有
歯槽骨との関係		骨結合		歯根膜組織が介在
血液供給		歯槽骨，歯肉		歯根膜，歯槽骨，歯肉
歯周プローブ挿入時の抵抗性		インプラント周囲粘膜	＜	歯肉
プラークに対する抵抗性		インプラント周囲粘膜	＜	歯肉

2-3 インプラント周囲組織の検査

インプラント周囲疾患を発見するには，インプラント周囲の臨床所見の変化をいくつかのパラメーターを用いて総合的に評価することが必要である．検査項目を以下にあげてみよう．

インプラント周囲粘膜の炎症（m-GI）

インプラント周囲粘膜の炎症の存在は視診で評価するが，その程度については歯周病に用いる歯肉炎指数（gingival index：GI）をインプラント用に改良した modified-GI によって評価する．感染が生じることで歯肉組織に炎症が引き起こされ，血管の拡張，透過性の上昇，炎症性細胞の浸潤などが生じ，発赤・腫脹として視診で確認が可能となる．しかし，天然歯とインプラント周囲の粘膜とでは，炎症性結合組織の範囲や，浸潤する炎症性細胞の種類に有意な違いが認められないが，インプラント周囲組織では炎症の兆候としての発赤や腫脹を検出しにくい[6,7]ことから，より慎重な検査が必要となる．

プラークの沈着量（m-PI）

インプラント周囲組織炎を引き起こす発炎因子はプラークであることから，インプラント部位だけでなく口腔全体のプラークの沈着量を調べることは重要である．

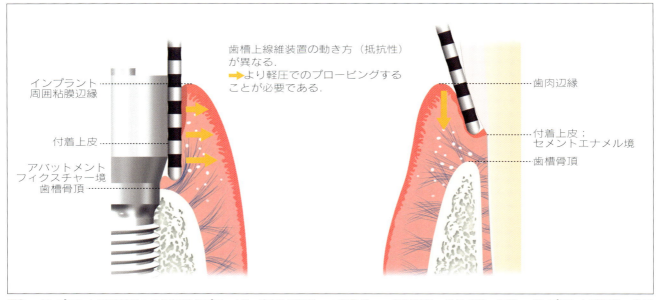

図3 インプラント周囲組織と歯周組織のプロービング時の抵抗性．＊和泉雄一，児玉利朗，松井孝道・編著．インプラント周囲炎へのアプローチ．京都：永末書店，2007より

表3 mPI と mGI の分類．

スコア	mPI（改良プラーク指数）	mGI（改良歯肉炎指数）
0	プラークが認められない	インプラントに隣接した粘膜縁に沿ってプロービングした際に，出血がない
1	インプラント辺縁へのプロービング擦過により検知されるわずかなプラーク	孤立した出血点がみられる
2	肉眼的に確認されるプラーク	インプラント辺縁粘膜に沿った線状の出血
3	多量の軟性物質	著明な出血

インプラント部に対しては客観的な検査方法として歯周病に用いるプラーク指数（plaque index: PI）をインプラント用に改良したmodified-PIによって評価する（**表3**）．

プロービングポケットデプス（PPD）（図3）

これまでインプラントに対するプロービングは，インプラントと軟組織の付着を破壊する危険性があることから，推奨されていなかった．これは，インプラントには歯肉線維などの線維性結合が存在しないために，プロービング圧によってはプローブが上皮を貫通し，結合組織内に嵌入し，傷害するからである[8]．しかし，その後の研究により，**プロービング圧は歯周組織より低い0.15～0.25Nであれば，プローブは結合組織を貫通しない**ことが示されている[9,10]．現在では，**プロービングはインプラント周囲組織の状態を評価する重要な指標となっている**[11]．ただし，インプラントの上部構造によってはプローブを正しくインプラントに挿入することができない場合がある．審美性も重要であるが，**インプラントのケアが行いやすく検査が容易な上部構造の付与**が望まれる．

天然歯においては4mm未満の歯周ポケットが正常と判断されるが，インプラント周囲ポケットの場合，埋入した周囲軟組織の厚さに影響されるため，何mm以下のインプラント周囲ポケットが健全であるかは一概に評価できず，継時的な変化を追う必要がある．

BOP

歯周病の診査においてBOPは歯周ポケット内の炎症を評価する重要な評価項目である．BOPの増加は，歯周病の病変活性の変化を早期に表すと考えられている．インプラントでもインプラント周囲組織の炎症を評価するうえで有効であると考えられるが，プロービング圧によっては傷害にともなう出血のこともあり，インプラント周囲溝内の炎症を必ずしも反映しないこともあり得る．上述したように，インプラントへのプロービングにはそのプロービング圧に十分に配慮し，**軽圧（0.15～0.25N）で行うこと**と，**正しい方向でのプローブの挿入**が求められる．以上のようなことから，**BOPについては歯周組織と同じレベルでの正診率とはいかず，偽陽性となる場合がある**ことを理解しておくことが必要である．しかし，適切な方法で測定されたインプラント周囲のBOPは，インプラント周囲疾患の診断や治療効果の判定に重要である．

排膿（pus）

排膿の存在は，すでに進行したインプラント周囲炎の存在を示すものであり　インプラント周囲疾患の状態のなかでもかなり進行した部分を示している．とくに，インプラント周囲炎の活動性の上昇との関連が強く，排膿があることは直ちに感染に対する治療が必要であることを示している．

動揺

インプラントに動揺が出た場合には，すでに重度のインプラント周囲炎であることから，天然歯に対する動揺度の基準であるMillerの分類を検査に用いる意義は少ない．初期のインプラントの状態を評価する方法には，現

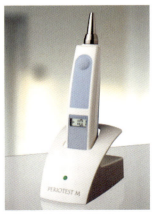

図4 ペリオテスト®M.

表4 ペリオテスト値とインプラントの安定性．

臨床的動揺度	臨床的性状	ペリオテスト値（PT値）	インプラント治療への臨床応用例
0	動揺が認められない	PT -8～0	インプラントの経過良好で，インプラントは安定している．
0	動揺が認められない	PT 0～+9	口腔内所見，エックス線所見と合せて慎重に診断する必要がある．ペリオテスト値は上顎臼歯と比較すると通常，下顎臼歯のほうがより低い数値を示す．
I	触診で動揺が感じられる	PT +10～+19	ペリオテスト値が+10以上の場合，明らかに問題が生じている．十分なオッセオインテグレーションが獲得されていない．
II	視覚的に動揺が認められる	PT +20～+29	ペリオテスト値が+10以上の場合，明らかに問題が生じている．十分なオッセオインテグレーションが獲得されていない．
III	舌や口唇で歯が動揺する	PT +30～+50	ペリオテスト値が+10以上の場合，明らかに問題が生じている．十分なオッセオインテグレーションが獲得されていない．

PART 1　インプラント周囲炎とは

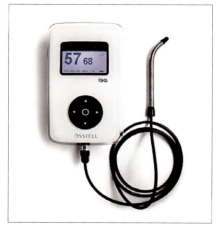

図5　オステル ISQ アナライザー．

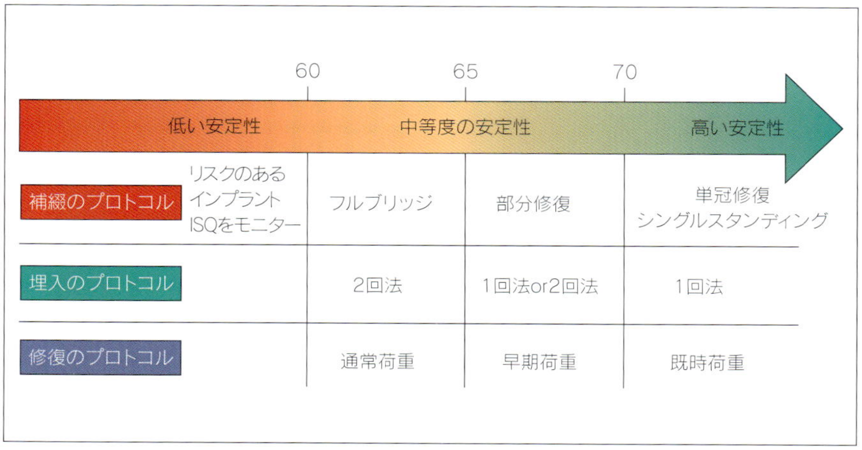

図6　ISQ 値とインプラントの安定性．

在，「ペリオテスト®M」(インプラテックス **図4**)と「オステル ISQ アナライザー®」(モリタ **図5**)がある．

ペリオテスト®M は，タッピングヘッドがインプラントのアバットメントに16回の打診を繰り返し(約4秒間)，接触時間の差異をマイクロコンピュータが算出，平均値をペリオテスト値(PT 値)として－8から＋50の数値で表示する(**図4**，**表4**)．

オステル ISQ アナライザー®は，測定用のトランスデューサーをインプラントに装着し，共鳴振動周波数を測定する(**図5**，**6**)．ペリオテスト®M は実際にアバットメントを槌打するため，十分な骨性結合の得られていないインプラントでは，その衝撃により骨性結合の破壊が生じる恐れがある．一方，ISQ では，非接触で測定することから，その恐れがない[12]．

しかしながら，両者とも測定方向による影響を受けることから，使用に際しては測定方向を一定にする必要がある．

エックス線評価・骨吸収

エックス線検査は，インプラント周囲病変により生じた骨吸収の程度を知るための確定的検査である．インプラントの場合，測定の基準となる基準点が設定しやすいことから，経時的な骨吸収をモニタリングできる指標である[13]．骨吸収の変化(骨吸収率)を計測することでインプラントに対する治療の必要性の判断とともに，インプラントの予後を推測することが可能となる[13]．これまで年間0.2mm 未満の骨吸収であればインプラントの成功であるとされてきたが，この基準については再考の余地があると考えられる．

またエックス線写真は，デンタルエックス線写真が望ましい．さらに正確な骨吸収率を知るためには，規格化されたエックス線撮影が必須となる．

インプラント周囲溝滲出液(peri-implant crevicular fluid〔PICF〕)

最近の研究では，インプラント周囲溝滲出液(PISF)はインプラント周囲組織をモニターするうえで有用であり，インプラント周囲組織の炎症状態や骨吸収量との間に相関があることが示されている[15]．また，滲出液中のバイオマーカーとして IL-17A や TNF-α が，歯肉溝滲出液よりもインプラント周囲溝滲出液中に多いことが示され，インプラント周囲炎をモニターするバイオマーカーとして有用性が報告されている[16,17]．しかし，現在のところ診断の予知精度という点では不確実である．

細菌検査

インプラント周囲炎を発症した場合のインプラント周囲溝では，歯周疾患部位と同様にグラム陰性嫌気性菌が有意に増加していることが，培養法や，主要な歯周病関連細菌についての遺伝子的検索の結果として報告されている[18,19]．とくに *Porphyromonas gingivalis*(*P. gingivalis*)，*Treponema denticola*(*T. denticola*)，*Tannerella*

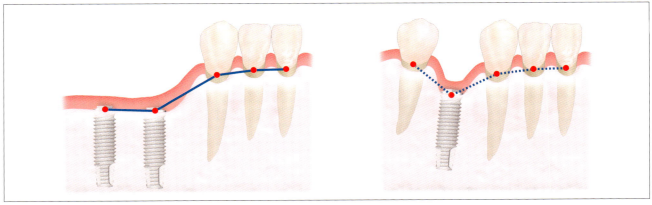

図7 インプラントと天然歯の骨レベルの違いは，口腔清掃を困難とする．

forsythia（T. forsythia），Prevotella intermedia（P. intermedia），Aggregatibacter actionmycetemcomita（A. actionmycetemcomitans）の5菌種はとくに重要であると考えられる．現在，これらの菌の測定にはRT-PCR法やPCR-Invader法が臨床において応用されている．これ以外にもP. gingivalis, T. denticola, T. forsythiaが産生するトリプシン様酵素を測定する酵素活性法などがあるが，感度的にはRT- PCR法やPCR- Invader法にはおよばない．細菌検査にBOPなどの臨床検査を併用することで，診断精度が向上することが報告されている[19]．

咬合検査

インプラントの予後を左右する大きな因子として，**咬合過重**（occlusal overload）とインプラント周囲炎（peri-implantitis）が挙げられる．咬合過重によりインテグレーションを失ったインプラントは，咬合調整により原因を除去しても，細菌感染を生じ，インプラント周囲炎へと移行する．また，歯周炎同様に**インプラント周囲炎に外傷性咬合が加わることで，インプラント周囲骨破壊が急速に進行する**ことが報告されている．さらに，過度の咬合や干渉は，インプラント上部構造物の破損やアバットメント固定スクリューの破折などを引き起こすこととなる[21]．インプラントでは歯根膜がなく被圧縮変化が少ないことから，天然歯よりもさらに厳密な咬合検査が求められる．

残存天然歯の歯周状態，その他

残存天然歯の歯周状態は，インプラント周囲炎の発症に大きく影響する．残存天然歯に歯周炎が存在すると，歯周ポケット内の歯周病原菌が唾液を介してインプラント周囲に定着し，インプラント周囲疾患を引き起こす．このため，残存天然歯の状態を知ることは，インプラント周囲疾患を予防するうえでも必要な検査項目となる．

その他，インプラント埋入部位の骨レベルと，天然歯の骨レベルの差を検査することで，口腔清掃の難易度を知ることができる．インプラントの骨レベルと天然歯の骨レベルの間に大きなギャップがあると，口腔清掃が困難となり，インプラント周囲疾患を引き起こしやすくなる（**図7**）．

2-4 診断

インプラント周囲疾患（peri-implant disease）の定義

インプラント周囲疾患とは，オッセオインテグレーションが獲得された機能インプラントに細菌感染や過重負担などにより，インプラント周囲に生じた炎症性病変をいう[22]．第1回 European workshop on periodontology（EWOP, Albrektsson & Isidor 1994）のコンセンサスレポートで，進行度により，インプラント周囲粘膜炎とインプラント周囲炎との2つの疾患からなることが提唱された[23]（**図8**）．

インプラント周囲粘膜炎（peri-implant mucositis）

インプラント周囲粘膜組織のみに限局した炎症性病変であり，骨組織への影響をともなわない可逆的な疾患と定義される．

インプラント周囲炎（peri-implantitis）

インプラント周囲の軟組織の炎症と支持骨の喪失をともなう不可逆的な炎症性病変と定義される．

インプラント周囲疾患を診断する場合，疾患の進行を評価する基準点が必要になる．なぜならインプラントは，埋入した部位の粘膜の厚さにより，インプラント周囲溝の深さが影響を受け，正常なインプラント周囲溝深さという基準を決めることができないからである．**天然歯であれば4mm未満は正常であるという評価が可能であるが，インプラントではこれが当てはまらない**．そこで基準点が必要となるが，これまでこの基準点が一定ではなかった．ようやく2008年の第6回 EWOP において**上部構造装着時を基準点**とすることが提唱された[24]．

基準点を設定することで，エックス線写真により生理的リモデリング後の歯槽骨レベルを決定することができ，インプラント周囲溝の評価を行うことができることになる．記録された基準点のデータをベースラインとして，以降に行われるインプラントの検査結果と比較することで，インプラント周囲疾患の診断を下すことになる．

診断を行ううえでの注意点

診断を行ううえで以下の点について理解していることが必要である[25]．
■プロービングは，インプラント周囲疾患の診断には必須である．

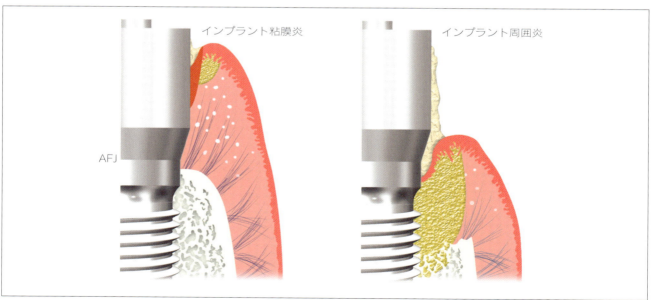

図8 インプラント周囲粘膜炎，インプラント周囲炎．

表5 インプラント周囲粘膜炎とインプラント周囲炎の臨床所見の比較．＊日本歯周病学会編．歯周病患者におけるインプラント治療の指針，2008より引用

臨床パラメータ	インプラント周囲粘膜炎	インプラント周囲炎
プロービングポケットデプス	ベースライン時と比較して変化が少ない（4〜5mm以内）	ベースライン時と比較して著しく深くなる（6mm）
BOP	＋	＋
排膿	±	＋＋
動揺	－	－ 歯槽骨の破壊が進行したものでは（＋）
エックス線所見	インプラント周囲の歯槽骨の吸収や変化はほとんど観察されない	インプラント周囲の歯槽骨に明らかな吸収や変化があり，進行程度によりさまざまな破壊程度がある（2〜3mm以上）

＊通常のエックス線写真では，頰側・舌側・口蓋の骨レベルは観察できないことを考慮し，場合によりCTなどを利用する．

■0.25N以下の軽度プロービング圧でのプロービングは，インプラント周囲組織を障言しない．
■BOPは，インプラント周囲粘膜に炎症が存在することを示している．
■BOPは，インプラント支持組織の喪失を予知するのに有用と考えられる．
■プロービングポケットデプスの継時的増加は，付着や支持骨の喪失と関連がある．
■プロービング・BOP・排膿は，インプラント周囲疾患の診断のために定期的に評価することが必要である．
■エックス線写真は，インプラント周囲の支持骨レベルを評価するために必要である．
■インプラント周囲溝滲出液（PICF）は，インプラント周囲疾患の診断パラメーターとしては臨床的な有用性は少ない．

　Koldalandら[26]の報告ではインプラント周囲粘膜炎・インプラント周囲炎の頻度は，それぞれ39.4％，25.0％，Rinkeら[27]は44.9％，11.2％，Marroneら[28]は31％，37％であると報告している（表5）．

インプラント周囲粘膜炎の特徴

　インプラント周囲粘膜炎の臨床所見は，「インプラント周囲ポケットが3mm以下だがBOP（＋）」あるいは「4〜5mmのインプラント周囲ポケット」である．インプラント周囲粘膜が発赤し，軽度の刺激にも出血する状態を示す．発炎因子を除去しても，歯肉炎ほど早くは正常な状態には回復せず，回復までに時間がかかるのが特徴である．

インプラント周囲炎の特徴

　インプラント周囲炎の臨床所見は5mm以上のインプラント周囲ポケットが存在し，BOP（＋）であり，インプラント周囲に骨吸収を認める．周囲粘膜を圧迫することで出血や排膿を認める．**骨吸収がインプラント辺縁周囲のクレーター状の骨欠損であれば，細菌感染の影響が強いと考えられるが，インプラント体周囲全体に及びびまん性の骨透過像であれば，荷重負担（オーバーローディング）によることが考えられる**．

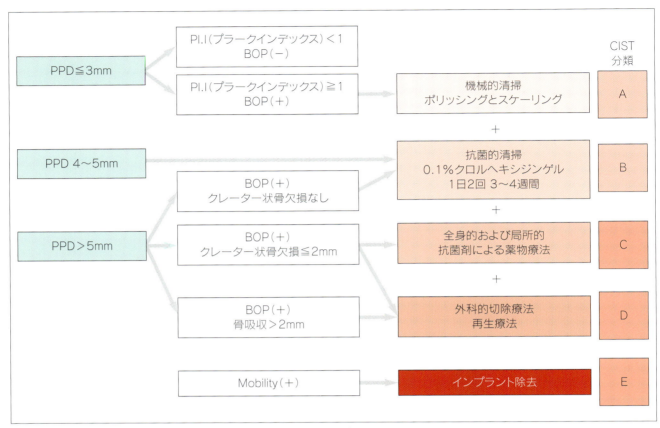

図9 累積的防御療法（cumulative interceptive supportive therapy: CIST）.

CIST 分類による診断（図9）

Langらは各臨床パラメーターの評価結果の組み合わせにしたがい，インプラント周囲疾患をA〜Eの5つの治療カテゴリーに分類している[29]．CIST分類-A，Bはインプラント周囲粘膜炎であり，CIST分類-C，D，Eはインプラント周囲炎に相当する．この場合もインプラント周囲ポケットの深さ，BOPおよび骨吸収により分類し，その治療法の基準を示している．

参考文献

1. Nozawa T, Enomoto H. Biologic Height-Width Ratio of the Buccal Supra-Implant Mucosa. Eur J Esthetic Dento 2006；1(3)：208-214.
2. Berglundh T, Lindhe J, Ericsson I, Marinello CP, Liljenberg B, Thomsen P. The soft tissue barrier at implants and teeth. Clin Oral Implants Res 1991；2：81-90.
3. Moon IS, Berglundh T, Abrahamsson I, Linder E, Lindhe J. The barrier between the keratinized mucosa and the dental implant：an experimental study in the dog. J Clin Periodontol 1999；26：658-663.
4. Ericsson I, Lindhe J. Probing depth at implants and teeth：an experimental study in the dog. J Clin Periodontol 1993；20：623-627.
5. Lindhe J, Berglundh T, Ericsson I, Liljenberg B, Marinello C. Experimental breakdown of peri-implant and periodontal tissues：a study in the beagle dog. Clin Oral Implants Res 1992；1：9-16.
6. Zitzmann NU1, Berglundh T, Ericsson I, Lindhe J. Spontaneous progression of experimentally induced periimplantitis. J Clin Periodontol 2004；31(10)：845-849.
7. Zitzmann NU1, Berglundh T, Marinello CP, Lindhe J. Experimental peri-implant mucositis in man. J Clin Periodontol 2001；28(6)：517-523.
8. Ericsson I, Lindhe J. Probing depth at implants and teeth. An experimental study in the dog. J Clin Periodontol 1993；20(9)：623-627.
9. Etter TH1, Håkanson I, Lang NP, Trejo PM, Caffesse RG. Healing after standardized clinical probing of the perlimplant soft tissue seal：a histomorphometric study in dogs. Clin Oral Implants Res 2002；13(6)：571-580.
10. Gerber JA, Tan WC, Balmer TE, Salvi GE, Lang NP. Bleeding on probing and pocket probing depth in relation to probing pressure and mucosal health around oral implants. Clin Oral Implants Res 2009；20(1)：75-78.
11. Lang NP, Joss A, Orsanic T, Gusberti FA, Siegrist BE. Bleeding on probing. A predictor for the progression of periodontal disease？ J Clin Periodontol 1986；13(6)：590-596.
12. Lindhe J, Berglundh T, Ericsson I, Liljenberg B, Marinello C. Experimental breakdown of peri-implant and periodontal tissues：a study in the beagle dog. Clin Oral Implants Res 1992；3：9-16.

13. Berglundh T, Lindhe J, Ericsson I, Marinello CP, Liljenberg B, Thomsen P. The soft tissue barrier at implants and teeth. Clin Oral Implants Res 1991 ; 2 : 81-90.
14. Basegmez C, Yalcin S, Yalcin F, Ersanli S, Mijiritsky E. Evaluation of periimplant crevicular fluid prostaglandin E2 and matrix metalloproteinase-8 levels from health to periimplant disease status : A prospective study. Implant Dent 2012 ; 21 : 306-310.
15. Fonseca FJ, Moraes Junior M, Lourencxo EJ, Teles, Dde M, Figueredo CM. Cytokines expression in saliva and peri-implant crevicular fluid of patients with peri-implant disease. Clin Oral Implants Res 2014 ; 25 : e68-e72.
16. Erica N. Recker, Gustavo Avila-Ortiz, Carol L. Fischer, Keyla Pagan-Rivera, Kim A. Brogden, Deborah V. Dawson, Satheesh Elangovan. A cross-sectional assessment of biomarker levels around implants versus natural teeth in periodontal maintenance patients. J Periodontol 2015 ; 86 : 264-272.
17. Quirynen M, Vogels R, Peeters W, van Steenberghe D, Naert I, Haffajee A. Dynamics of initial subgingival colonization of pristine peri-implant pockets. Clin Oral Imp Res 2006 ; 17 : 25-37.
18. Hultin M, Gustafsson A, Hallström H, Johansson LA, Ekfeldt A, Klinge B. Microbiological findings and host response in patients with peri-implantitis. Clin Oral Imp Res 2002 ; 13 : 343-348.
19. Luterbacher S, Mayfield L, Br gger U, Lang NP. Diagnostic characteristics of clinical and microbiological tests for monitoring periodontal and peri-implant mucosal tissue conditions during supportive periodontal therapy(SPT). Clin Oral Implants Res 2000 ; 11 : 521-529.
20. Schou S, Holmstrup P, Worthington HV, Esposito M. Outcome of implant therapy in patients with previous tooth loss due to periodontitis. Clin Oral Implants Res 2006 ; 17(Suppl 2) : 104-123.
21. Heitz-Mayfield LJA. Per.-implant diseases : diagnosis and risk indicators. J Clin Periodontol 2008 ; 35 (Suppl. 8) : 292-304.
22. Albrektsson, T, Isidor, F. Consensus report : implant therapy. In : Lang NP, Karring T (eds). Proceedings of the 1st European Workshop on Periodontology 1994. Berlin : Quintessence : 365-369.
23. Heitz-Mayfield LJA. Peri-implant diseases : diagnosis and risk factors. J Clinl Periodonto 2008 ; 35 (Suppl. 8) : 292-304.
24. Lindhe J, Meyle J. Group D of European workshop on periodontology. Peri-implant diseases : Consensus report of the sixth European workshop on periodontology. J Clin Periodontol 2008 ; 35(8 Suppl) : 282-285.
25. Koldsland OC, Scheie AA, Aass AM. Prevalence of peri-implantitis related to severity of the disease with different degrees of bone loss. J Periodontol 2010 ; 81 : 231-238.
26. Rinke S, Ohl S, Ziebolz D, Lange K, Eickholz P. Prevalence of periimplant disease in partially edentulous patients : a practice-based cross-sectional study. Clin Oral Implants Res 2011 ; 22 : 826-833.
27. Marrone A1, Lasserre J, Bercy P, Brecx MC. Prevalence and risk factors for peri-implant disease in Belgian adults. Clin Oral Implants Res 2013 ; 24 : 934-940.
28. Lang NP, Berglundh T, Heitz-Mayfield LJ, Pjetursson BE, Salvi GE, Sanz M. Consensus statements and recommended clinical procedures regarding implant survival and complications. Int J Oral Maxillofac Implants 2004 ; 19 Suppl:150-154.

PART 2
レーザーの特徴と効果とは

PART 2　レーザーの特徴と効果とは

CHAPTER 3
レーザーの種類，特徴，功罪

　歯科領域でレーザーがレーザーメスとして盛んに応用されはじめたのは1990年初頭からで，Nd: YAG レーザー，炭酸ガスレーザーが主に使用された．その後1996年にはEr: YAG レーザー，半導体レーザーが応用可能になったが，波長が異なるのにどのレーザーも同じような使用法が推奨されたので，使用者の混乱を招いた．2000年以降，多くのエビデンスが出てきたことにより，これら4波長のレーザーの応用法が確立され，歯科用レーザーの新しい時代が始まりだした．本CHAPTERでは，これら4波長のレーザーについて解説する．

3-1　レーザーの種類と特徴

　歯科用レーザーは，水に対する吸収特性により，大きく分けて，**表面吸収型レーザー**（炭酸ガスレーザー・Er: YAG レーザー）と**組織透過型レーザー**（半導体レーザー・Nd: YAG レーザー）がある（**図1**）．そして，使用方法により，チップ・ファイバーなどにて照射対象物に**直接接触**で使用するレーザーと照射対象物に触れない**非接触**で使用するレーザーに分けられる（**図2**）．

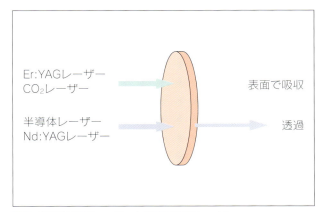

図1　組織透過型レーザーと表面吸収型レーザー．

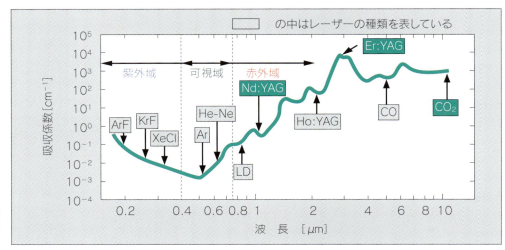

図2　各波長の水に対しての吸収性．＊「レーザー歯学の手引き」より引用・改変

3-2 炭酸ガスレーザー(図3)

①波長の特性

炭酸ガスレーザーは，波長10.6μmの，中赤外域の組織表面吸収型のレーザーである．照射対象物の色に関係なく，よく吸収され，とくに水によく吸収される．水分の多い組織に照射すると，熱エネルギーに変換して瞬時に高温に達し，蒸散・炭化する．軟組織の切開・止血・凝固に用いられ，蒸散効率にすぐれている．

生体に照射した場合，光の浸透深さは500μm以下で熱凝固層は比較的薄いが，歯科における日常臨床では止血効果に不足はない．リン酸基に対しても吸収特性があり，歯面への照射により歯質改善も期待できる．

②装置の特性

1968年にPatelにより炭酸ガスレーザーの発振に成功した．レーザーの媒質としてCO_2，N_2，Heの3種の混合ガスを使用している．日本では1977年から組織凝固作用が注目され，レーザーメスとして使用された．非接触型が主流で，照射冷却には水を使用せずエアーを用いる．導光系に，多関節マニュピレーター型とファイバー型の2つがある．

③適応症・禁忌

軟組織における切開・切除・蒸散に用いられる．疼痛緩和・組織賦活にも有効である．止血効果も十分認められるが，直径0.5mm以上の血管の止血は注意しなけれ

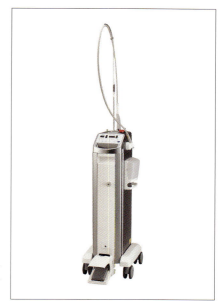

図3 炭酸ガスレーザー「オペレーザーLite」(ヨシダ)．

ばならない．

前がん病変もしくは疑わせる病変への照射は，がん性細胞を活性化することがある．また，**骨への高出力照射は骨細胞を破壊し，腐骨を起こす可能性があるので禁忌**である．

④注意事項

口腔内では，レーザーを反射する金属・器具が多く用いられているので，レーザー光の反射を防ぐことが必要である．また，冷却にエアーを用いる場合に気腫に注意が必要である．

3-3 Er: YAGレーザー(図4)

①レーザーの特性

Er: YAGレーザーは，波長2.94μmの中赤外線レーザーである．発振媒体は，イットリウム(Y)・アルミニウム(A)・ガーネット(G)の励起媒質に，少量の(Er)が均一にドープされた結晶である．He-Neがガイド光とし

て用いられ，発振形式はパルス波発振である．

　水に対する吸収係数は，炭酸ガスレーザーと比較すると10倍ほどである．

熱変性

　熱影響は，ほかの歯科用レーザーと比較して極めて小さく，軟組織にEr: YAGレーザーを照射したときの熱変性層は10〜50μmである．注水下でセメント質・象牙質にEr: YAGレーザーを照射した場合，熱変性は約5〜15μmである．また，熱凝固作用が小さいため，止血効果は比較的弱いが，創傷治癒が早いのが特徴である．

硬組織・歯質

　硬組織の蒸散が可能であり，これは他の歯科用レーザーと大きく異なる点である．エナメル質では，ハイドロキシアパタイト（結晶）内の水分子（水酸基）にレーザー光が吸収されると，瞬時に気化し，微小爆発が生じ，ハイドロキシアパタイト（結晶）を崩壊させることで，硬組織の蒸散が生じる（後述**図10a〜c**）．

　う蝕象牙質除去後の残存細菌に対する殺菌効果について，低出力でのEr: YAGレーザーの使用は有用である．う蝕の蒸散に使用する照射条件での殺菌効果は約99%と報告がある．

歯周治療

　Er: YAGレーザーの波長（2.94μm）は歯周病原細菌の菌体内毒素であるLPSの吸収波長（2.92μm）とほぼ同じであり，LPSの分解を効果的に行うことができると考えられ，**歯周病に罹患した根面への殺菌にも有効であると考えられる**．

　手用スケーラーを用いた場合，歯根面に付着した細菌が歯肉の毛細血管から入り込んで菌血症を生じさせてしまう可能性があるが，Er: YAGレーザーを用いたスケーリングでは生じない．

　また，フラップ手術では歯石の除去と不良肉芽の除去を同時に行えるという利点もある．しかし，**歯石除去の際に歯面に直角にレーザーを当てると，石灰化が不十分な歯石の場合だととくに，歯根面の欠損を生じてしまう**ので照射方向に注意する．

　メラニン色素沈着の際には，チップの角度を変えることによって，最小限の侵襲で施術が可能となる．

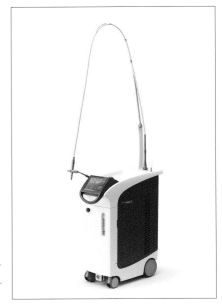

図4　Er: YAGレーザー「Erwin AdvErL Evo」（モリタ）．

②装置の特性

最大出力：3.5W

繰り返し数：1，3，5，10，20，25 PPS

　オートクレーブ可能な21種類のコンタクトチップがあり，各症例に合わせて設計され，レーザー光・ガイド光・エアーを同軸上に内蔵した中空ファイバーを使用し，出力の減衰を防いでいる．冷却水とコンプレッサーを内蔵し，冷却パックを使用している．

　照射野を水と空気の混合噴霧で冷却するため，熱による痛みを軽減できる．

③適応症・禁忌

　Er: YAGレーザーは，硬組織から軟組織まで用いることができる．硬組織では，う蝕の除去，くさび状欠損の表層除去が可能である．軟組織では，歯肉切除，小帯切除，メラニン色素沈着除去，口内炎の疼痛軽減が可能である．歯周疾患では，歯周ポケット掻爬，歯石除去，フラップ手術時の不良肉芽の除去が可能である．インプラント治療では，2次手術やインプラント周囲炎の治療にも利用できる．また，最近では，顎関節症の治療・疼痛緩和，そして外傷時の創傷治癒促進のための照射などにも利用できる．

④注意事項

前がん病変もしくはそれを疑わせる病変への照射は，がん性細胞を活性化することがあるので，レーザー照射せずに，専門医へ依頼をする（すべてのレーザーで同様）．

レーザー照射の際，必ず防護メガネを着用し，(1) **使用するレーザーの波長の防護メガネを使用**する，(2) **OD値は5以上の物を使用**する，ことに注意をしなければならない．

3-4 Nd: YAG レーザー（図5）

①レーザーの特性

Nd: YAG レーザーは，波長は1.064μm．発振媒体は，イットリウム(Y)・アルミニウム(A)・ガーネット(G)の励起媒質に，少量のネオジカム(Nd)が均一にドープされた結晶である．He-Ne がガイド光として用いられ，発振形式は連続波・パルス波がある．

ヘモグロビン，たんぱく質，メラニンによく吸収され，水分の吸収性は少ない．歯周ポケットや歯周膿瘍などの焼灼や蒸散を効率よく行える．深達性が高いため，止血効果はあるが，過剰照射を考慮に入れる必要がある．

②装置の特性

導光方式は石英ファイバーを用いる．ファイバー先端加工ができ，太さのバリエーションも多いので，多くの症例に用いることができる．

③適応症・禁忌

主として軟組織の蒸散．また，組織活性化・治癒促進・疼痛緩和・鈍麻効果・加温・血流改善などに利用されている．凝固止血や外科手術に使用される．組織表面に色素塗布を行ない，レーザー光が色素に吸収される性質を利用し，う蝕予防・殺菌効果に応用される．

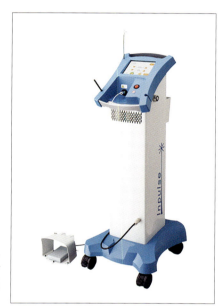

図5 Nd: YAG レーザー「インパルスデンタルレーザー」(SASAKI)．

④注意事項

チタンによく吸収されるので，インプラント周囲に照射するときには注意が必要である．**長時間の歯槽骨への照射は骨壊死を起こすことがある**ので，照射方向・時間に気をつけなければならない．

3-5 半導体レーザー（図6）

①レーザーの特性

半導体レーザーは多くの波長があるが、現在日本で認可されている波長は810nmである。近赤外線領域の不可視レーザー光である。ヘモグロビン・メラニンなど色素に高率に吸収される。水分に影響を受けないので、照射すると深部まで透過するので、温熱効果がある。

②装置の特性

半導体レーザーの半導体の発振体主成分はガリウム・アルミニウム・砒素（Ga, AL, As）で、電圧をかけることにより連続して安定したレーザー光を出力する。基本的に連続波なので、電気的にオン・オフを繰り返すことで断続波（間欠波）を得る。発振体は数mmと小型で、消費電力は少ない。また高率で電力がレーザーに変換されるため、電源や冷却装置も小型である。そのため、装置自体は他の歯科用レーザー機器に比べて小型・軽量・小電力である。導光は主にファイバーケーブルが用いられ、取り扱いが容易である。

③適応症・禁忌

軟組織における切開・切除・蒸散に用いられる。疼痛緩和・組織賦活に有効性がある。硬組織への照射は適応外である。チタンに対しての吸収性はない。

④注意事項

使用中、軟組織に触れたファイバーチップ先端は高熱になるため、炭化物が付着する。その結果、仕事効率が悪くなるので、こまめにチップ先端の清掃が必要である。メーカーによってはチップを人工サファイアで作成して炭化物付着の軽減を図っている。**照射中は、組織の冷却**を行い、治療対象部以外への熱伝導が最小になるよう配慮する。

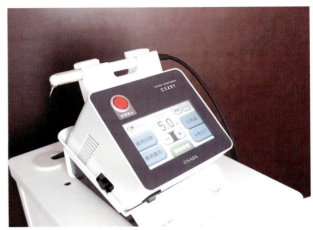

図6 半導体レーザー「オサダライトサージセルビー（OSL-C）」（長田電機工業）。

その他のレーザー

He: Neレーザー（波長643nm）や**アルゴンガスレーザー**（波長488nm）も使用される。いずれも可視域のレーザーで、水に吸収されない組織透過性のレーザーである。

He: Neレーザーは、古くから創傷治癒促進・疼痛緩和などに応用されており、Nd: YAGレーザーや半導体レーザーとともに**低レベルレーザー治療（LLLT）**の代表的なレーザーの1つである。歯科領域では知覚過敏や顎関節症に使用されてきたが、高出力発振が難しく、用途が限られるため、使用頻度が少なくなっている。

アルゴンガスレーザーは、眼科領域で網膜剥離などのレーザー凝固に古くから使用されてきたが、歯科領域では、う蝕除去後の修復物として使用するレジンの重合用や歯の漂白の光源として用いられている。

3-6 レーザーの功罪

止血

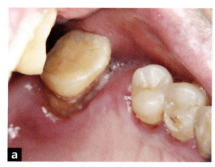
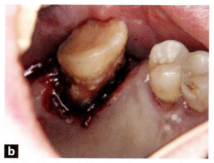
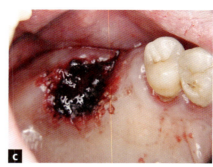

図7a〜c　半導体レーザーによる抜歯時の止血．患者は61歳の女性．術前（**a**），術中（**b**），術後（**c**）．8W（連続波）．

①一般的な歯科治療でのレーザーの功罪

歯科用レーザーが普及し，使用用途が拡大するのにともない，歯科の診療形態が変化した．軟組織処置においては，レーザーで止血が容易にできるようになった（**図7a〜c**）．

切除においては，縫合を必要としないため，初心者でも術式を守れば治療時間の短縮につながる（**図8a〜c**）．また，歯周外科手術が容易になった（**図9a〜e**）．恐怖感のある音や振動がないために，診療が受けやすくなった（**図10a〜c**）．

患者・術者にとって非常に便利で，初心者でも使いこなせる便利な機器である反面，使用法をまちがえると，事故を起こす．**炭酸ガスレーザー・Er: YAGレーザーでは，チップ先端からのエアーで皮下気腫が生じることがある．透過性レーザーでは，過剰照射による歯髄症状や腐骨を起こすことがある．**

切除

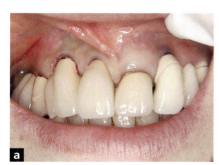
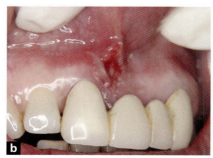
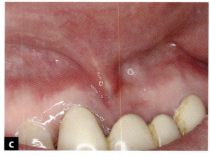

図8a〜c　Er: YAGレーザーによる小帯切除．患者は62歳の女性．麻酔下で20pps，40mJ，注水しながら，チップはC400Fを使用した．術前（**a**），術後（**b**），1週後（**c**）．

PART 2 レーザーの特徴と効果とは

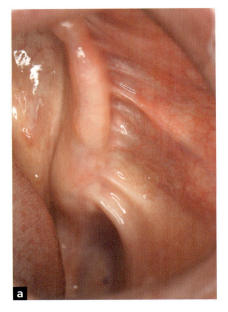
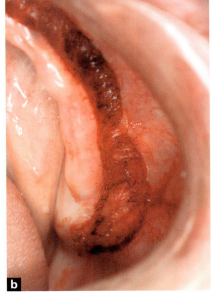
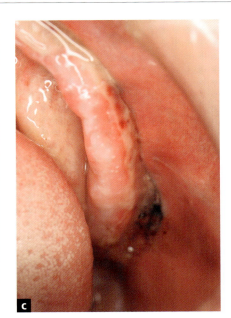

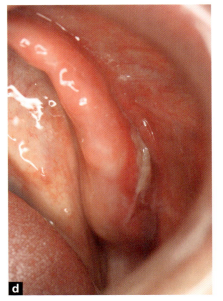
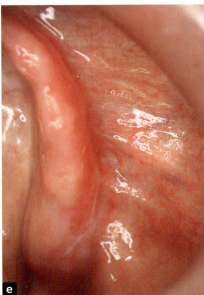

図9a～e 炭酸ガスレーザーでの口腔前庭拡張術．患者は90歳の女性．口腔前庭拡張術を行い，総義歯を新製した．
a：術前．術前照射（浸潤麻酔前刺入点，切開線マーキング目的）は，出力3.0W，SUPERPULSE1，リピートパルス波0.002秒，エアーON．
b：術中．術中照射（切開・止血目的）は，出力2.0W，連続波，エアーOFF．術中照射（創傷治癒促進・消炎など目的）は，出力1.0W，連続波，エアーOFF．
c：術直後1日．術後来院時の改善照射は，出力3.0W，SUPERPULSE1，リピートパルス波0.002秒，エアーON．
d：術後10日．
e：術後14日．＊症例は大浦教一氏（鹿児島県開業）の厚意による

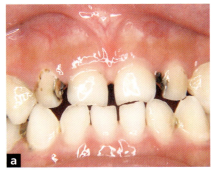
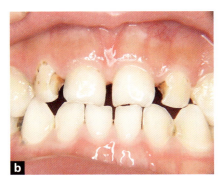
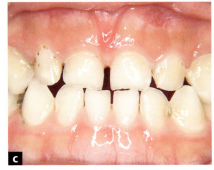

図10a～c Er：YAGレーザーによる硬組織処置．患者は5歳の女児．無麻酔で150mJ，10ppsで注水しながら照射した．

インプラント周囲炎治療でのレーザーの功罪

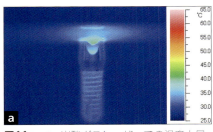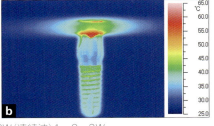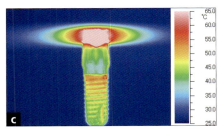

図11a〜c 炭酸ガスレーザーでの温度上昇．CW（連続波）1, 2, 3W

②インプラント周囲炎治療でのレーザーの功罪

温度上昇・気腫・照射量

インプラント周囲炎の治療にチタンに吸収性の高いNd:YAGレーザーの使用は，推奨できない（**図11a〜c**）．二次オペやインプラント周囲炎時におけるレーザー使用の際，いかに**インプラント体の温度上昇**を防ぐかが問題となる．クーリングにエアーを使用するときには，**気腫**に注意が必要である．

照射方向においても注意が必要である．**インプラントにはねじ切りがあり，ポケット内からの照射では，ねじ山が邪魔となり，均一に照射ができない**（**図12**）．均一に照射するためにフラップを開けても，距離感の相違があり，**照射状況がねじ山の上と下では異なる照射量になってしまう**（**図13**）．

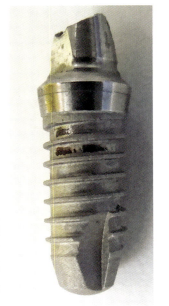

図12 ねじ山拡大図．5に埋入したインプラントが動揺し，撤去する前にポケット内からレーザーを照射した．しかし，ねじ山の部分に邪魔され，均一にインプラント表面に照射できなかった．

参考文献
1. 加藤純二，粟津邦男，篠木毅，守矢佳世子．一からわかるレーザー歯科治療．東京：医歯薬出版，2003．
2. 鴨井久一・監著．歯科用Nd:YAGレーザーの臨床応用．東京：クインテッセンス出版，2003．
3. 和泉雄一，青木章，石川烈・編集．歯周治療・インプラント治療におけるEr:YAGレーザーの使い方．東京：医学情報社，2011．
4. 青木章，和泉雄一・編著．歯科用レーザー120%活用術．東京：デンタルダイヤモンド，2012．
5. 一般社団法人・日本レーザー歯学会・編．レーザー歯学の手引き．東京：デンタルダイヤモンド，2015．

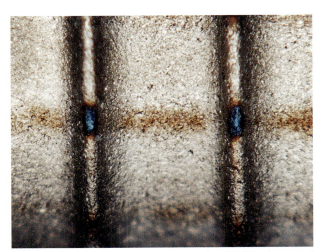

図13 照射状況がねじ山の上と下では異なる照射量になってしまう．

PART 2　レーザーの特徴と効果とは

CHAPTER 4
レーザーと生体反応

本CHAPTERは，歯科用レーザーを用いたインプラント周囲炎治療時に照射対象となる，インプラント体，軟組織，硬組織，バイオフィルムへの照射後の反応および変化を，治療時の留意点と共に述べる．また，抗菌PDTとLEDについても文献的考察と臨床応用を記載する．

section 1
歯科用レーザーとインプラント体

　インプラント周囲炎に対するレーザー治療は，現在世界的に基礎研究および臨床応用が進行し，注目されている分野となっている．本邦でも臨床応用が行われており，良好な結果を示す症例が報告されている[1]．しかしながら，基本的には国内で使用されているレーザーは，すべての装置で，インプラント周囲炎の治療およびインプラント体への照射に薬事法で認可されておらず，適応外使用に該当する．そのため，臨床使用においては患者への十分な説明のうえ，患者の同意を得て担当医の責任のもとに行う必要がある．一般的に，**高出力での金属チタンに対する照射**は，**チタン金属を発熱させる問題や，表面に溶融などの熱変化をもたらし，さらには亀裂を発生させ，それに起因するインプラント体破折を招く危険性**がある．また，**インプラント体表面にレーザー光が反射し，患者や術者が熱傷を負う事故**も発生している．レーザーを安全に使用するためには，インプラント体の母床金属である金属チタンと，各レーザーの波長の特性を十分に理解する必要があり，**安易な照射は控えるべきである**．本稿ではインプラント体にレーザーを照射する際に，安全に照射が行えるよう，術者に十分な知識をもっていただくことを目的として，各レーザーとインプラント体の特性について記載する．

4-1-1　現在までのインプラント体の変遷とその特徴

　インプラント周囲炎治療におけるインプラント体に関しては，現在販売されている製品だけではなく，過去に使用されてきた製品も熟知する必要がある．インプラント周囲炎におけるインプラント体表面へのレーザー照射は，母床金属，マイクロストラクチャーの種類によって適正出力および禁忌が変化するため，現在までのインプラント体の変容を記載する[2]．

表面性状

　インプラント治療に使用されるインプラント体はPl

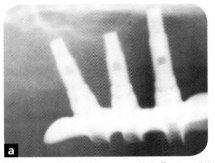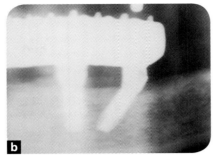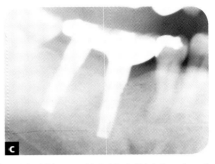

図1a〜c 左から Keystone 社の Restore（φ4mm），ジーシー社のセティオ Plus（φ3.8mm），Nobel biocare 社の Mark III（φ4mm）．インプラント体自体に若干の特徴はあるが，基本的にはエックス線写真の読影のみではインプラント体の特定まで至らない．

Brånemark が臨床応用を開始し，純チタン性の機械研磨表面が主流であった[3]．現在は多くの製品が開発され，さまざまな粗面が開発されている[4]．初期の粗面は，高温でチタン粒子を母床金属表面に接触させて形成する titanium plasma spray（TPS）が用いられた．TPS は荒い粗面であるが，機械研磨より osseous-integration が起こると報告され，臨床で用いられてきた[5]．次の世代として中程度の粗面が開発された．2種類の酸を用いる方法，酸処理とケイ酸化合物によるブラスティング，陽極酸化処理，ハイドロキシアパタイトコーティングが使用されてきたが，販売後に動物実験などで，その表面性状の優劣を比較する報告が発表され，各メーカーとも表面性状の改善を行うこととなった[6〜8]．現在は，その形状のみではなく，表面に残留する異種元素も osseous-integration に影響することに着目され，表面性状の形成方法も変化し続けている[9,10]．

母床金属

さらに，インプラント体の母床金属にも変化が認められる．初期のインプラント体は外部ヘックスを採用し，デザイン面で金属の薄い部分がないため，グレード2純チタンを採用していたが，インターナルのインプラント体が主流になるにしたがい，破折を起こしやすいネック部を強化する目的でグレード4チタンが採用されることとなった[11]．さらに，一部メーカーではさらに強度を上げる目的で4Al-6V-Ti が採用されている[12]．現在インプラント専用チタン合金と称されるジルコニアを使用した合金も登場し，インプラント体の強度および融点は高くなっている[13]．

このようにインプラント体は，形状が類似していても，母床金属および表面性状は異なるため，インプラント周囲炎治療を行う際にはインプラント体の詳細を把握し，他院で埋入されたインプラント体であれば必ず術者の紹介状を得て，インプラントの詳細な情報を得ることが原則となる（**図1a〜c**）．後述するが，インプラント体のデザイン・母床金属・表面性状により，汚染表面のデブライドメント時の適正出力は異なる（**図2a，b**）．

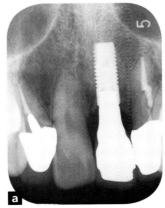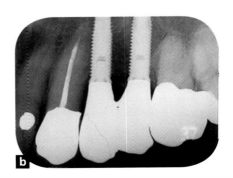

図2a, b 左から内部勘合式と外部勘合式インプラント．外部勘合式と比較して内部勘合式は，インプラント体と上部構造を連結するカラー部が薄いことがわかる．

4-1-2 レーザー照射時のインプラント体表面の変化

現在，歯科用レーザーは主に，炭酸ガスレーザー，Nd:YAGレーザー，半導体レーザー，Er:YAGレーザーが使用されている[14]．

エネルギーの吸収と反射

金属チタンへの照射時は，発振光の種類により主に表面で吸収および反射が起こる[15]．また，持続的な照射では吸収されたエネルギーは，金属チタン内に蓄積し，約1600℃を超えると表面を溶融させる．

炭酸ガスレーザーは，表面での反射率が非常に高いため，表面の融解などは生じないが，インプラント体自体が高温になるため，応用においては**発熱への注意が必要**である[16]．

Nd:YAGレーザーは，反射率が中等度で，そのためチタンへの吸収がある．通常の歯科応用の照射条件ではピークパワーが非常に高いため，瞬間的に表面を1600℃以上に上昇させ，チタンを容易に溶融する[16]．したがって，インプラント周囲炎における**インプラント体の除染**に用いるのは禁忌であり，融点の高い4Al-6V-Ti合金製のインプラント体でも容易に溶融させる（**図3**）．

半導体レーザーは，通常の歯科応用の照射条件では，変化を生じさせないが，高出力ではやはり発熱を生じる[16]．

これに対しEr:YAGレーザーは，水への吸収が高いため，表面で吸収される性質をもち，さらに注水下で使用可能であるため，熱による周囲への影響が起こりにくい[16]．さらに表面に付着した石灰化物も蒸散可能であることから，Nd:YAGレーザーと同様に反射率が中等度で，そのため，チタンへの吸収があっても，適正な照射条件を用いることにより**インプラント周囲炎治療に応用可能**なレーザーであると考えられる[2]．

インプラント体の溶融

具体的な照射条件は，ファイバー伝送系Er:YAGレーザーを使用したケースでは，注水下，30Hz，30mJ/pulse，非接触，スイーピングモーション照射で，イン

エネルギーの吸収と反射

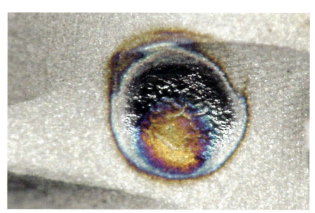

図3 チタン合金のフィクスチャーへのNd:YAGレーザー照射後．母床金属は容易に溶融し，肉眼的に変色が認められる．

プラント体の表面を損傷することなく，表面に付着した石灰化物を含む汚染物を除去可能であることが示された（**図4a，b**）．陽極酸化処理を付与したインプラント体は，低出力でもマイクロストラクチャーの保存は不可能であるため，Yamamotoらが報告しているように，母床金属を溶融させない出力でマイクロストラクチャーを含め除染を行う方法を提唱している[2,17]（**図5a～c**）．しかし，インプラント体表面の多くは初期固定を獲得するためのスレッドを有しており，スレッド間へのアクセスが臨床上問題視されているが，現在では側方照射が可能なチップも市販されているため，インプラント体表面細部への器具の到達性も向上していると考えられる．

上記の条件でもチップの劣化度，インプラント体との距離，レーザー光の伝導方式により，インプラント体を溶融する可能性があるため，臨床で応用する前に同一のインプラント体を入手し，試験的に照射し，安全な照射条件を確認してから使用することが望ましい．また同一形状でも，母床金属の純チタンからチタン合金への改変は，メーカーによってはマイナーチェンジと見なされ，ユーザーに情報が到達していないこともあるため，埋入

フィクスチャーの溶融

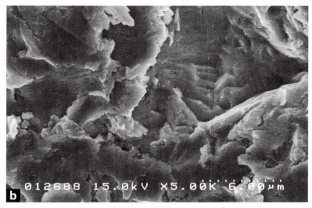

図4a, b インプラント体へのEr:YAGレーザー照射後．注水下，30Hz，30mJ/pulse，非接触で照射を行った．インプラント体表面は変色を認めず，また走査型電子顕微鏡下でも溶融・亀裂は認められない．

されているインプラント体のロット番号をメーカーに伝え，情報を得ることを推奨する．

チタンは一度溶融すると，照射終了時に急冷されるため，再度凝固層に冷却される際に，熱衝撃により表面に亀裂が生じる．現在まで急冷による亀裂が直接インプラント体破折に関係しているとする報告はないが，微細な亀裂はインプラント体破折の起因としてリスクを高めてしまう可能性が報告されている[18]．具体的には，インプラント周囲炎とインプラント体破折の好発が交差する部位である．インターナルコネクションの薄いカラー部，

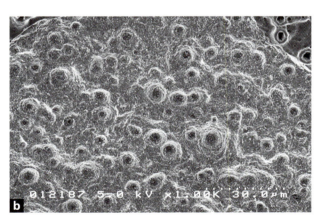
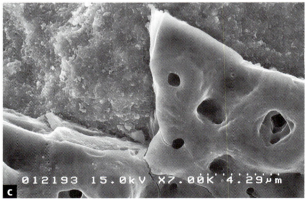

図5a〜c 陽極酸化処理表面（Tiunite®）へのEr:YAGレーザー照射後．注水下，30Hz，30mJ/pulse，非接触で照射を行ったが，表面性状は保存不可能であった．光学顕微鏡下でTiunite®の剥落が確認できる．しかし，高倍率のcに示すように，粗造面直下にある母床金属が溶融していないのは注目すべき点である．

および4mm未満の直径のエキスターナルコネクションのセンタースクリュー先端部，中空シリンダーの充実部との境界では，レーザー照射時にインプラント体の溶融にともなう変色所見を見落とさないことが重要である．仮に変色をともなったときは，患者に充分にインプラント体破折のリスク，破折時の撤去，その後の再治療を説明する必要がある[19,20]．

炭酸ガスレーザーは表面を溶融させにくいと報告されている[21]．しかし，その現象は表面の反射率が高いため，熱を蓄積しない特徴によるものである．インプラント体自体は溶融しなくても，周囲組織への反射による誤照射には十分な注意が必要である．とくに，**機械研磨面をもつ部位は反射率が高く**，カラー部やハイブリッドデザインのインプラント体のほかに，**術中に内部機構を保護するために装着するカバースクリューやヒーリングアバットメントへの照射は禁忌**である．また，前項に示した白色を呈する初期のチタン合金性のインプラント体は炭酸ガスレーザーの反射が強い傾向にあると思われる．

4-1-3 臨床例

患者は60歳代の女性，インプラント周囲炎の治療を主訴に来院．上顎大臼歯部に埋入されたインプラント周囲に骨吸収を認めた．前医に連絡をとって資料を請求した後，可撤性の上部構造を撤去し，診査を行った．プロービング後の出血およびプラットフォームからの骨吸収量，埋入時期を考慮し，インプラント周囲炎と診断した（**図6a，b**）．患者にインプラント周囲炎治療におけるEr:YAGレーザー使用の適応外使用について倫理委員会にて承認された治療方法の説明書を用いて充分な理解と同意を得た後，治療を開始することとした（**図6c，d**）．切開剥離後，Er:YAGレーザーを用い，骨欠損およびインプラント体表面のデブライドメントを行った．骨面においてもEr:YAGレーザーにてデブライドメントを行い，インプラント体表面は術前試験を参考に30mJ/pulse注水下 ニアコンタクトモード・スイーピングモーションの条件を厳守し，丁寧にデブライドメントを行った．肉眼所見ではインプラント体表面の変色などの熱による影響は認められなかった（**図6e**）．照射後，唾液などの他のタンパクの付着に注意し，骨移植を行った．治癒期間中に軟組織の治癒不全は認められない．12か月後エックス線写真上でインプラント周囲骨の再生が確認できる（**図6f，d**）．

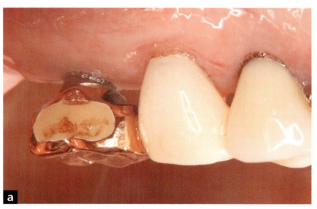

図6a 初診時インプラント周囲の出血，排膿により専門外来へ紹介来院．インプラント周囲溝は6mm以上を示した．

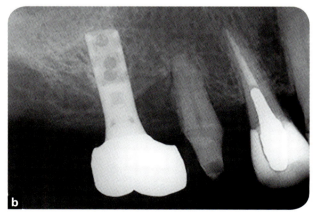

図6b リッジが残存しているためデンタルエックス線写真からはインプラント周囲の骨吸収は確認できない．

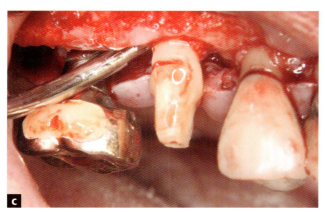

図6c 術中口腔内写真．骨欠損および近心残存歯のデブライドメントを行う．

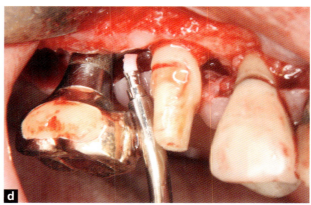

図6d インプラント体のデブライドメント時．C600Fのチップを用い30mJ/pulse 注水下，ニアコンタクトモードで照射を行った．

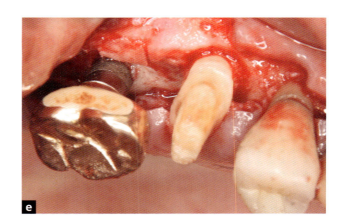

図6e デブライドメント後．インプラント体表面および骨表面の肉芽組織を徹底的に搔爬した．骨吸収部より粘稠性の高い出血が認められる．

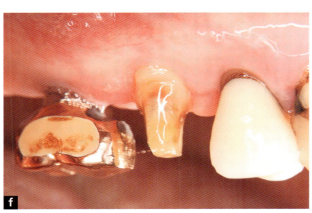

図6f 12か月後．軟組織の治癒に異常は認められない．また，インプラント周囲溝は浅い状態で維持されている．

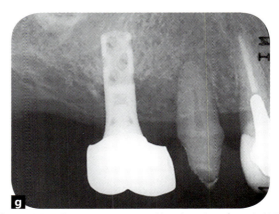

図6g 12か月後デンタルエックス線写真．インプラント体周囲の骨は安定しており，残存歯の骨に再生が認められる．

4-1-4 おわりに

　インプラント周囲炎治療にレーザーを用いることは，既存の器具と比較して十分なメリットがある．臨床ではインプラント体表面のデブライドメント以外にも，殺菌・無毒化などの細菌に対する除染効果も示されており，狭い骨欠損内部の炎症性肉芽組織を徹底的にデブライドメント可能であることから，そのメリットはインプラント周囲炎治療に留まらず，歯周組織再生治療にも応用されている．しかし，レーザーの特性，適正な照射条件などに関する正しい知識がなければ，さまざまなトラブルを引き起こす可能性もある．本稿を読んで，"何となくレーザーを使う"ことがすでに誤照射やインプラント体破折へのインシデントであることを理解していただき，効果的に臨床応用を行なっていただきたい．

参考文献

1. Nevins M, Nevins ML, Yamamoto A, Yoshino T, Ono Y, Wang CWJ, Kim DM. Use of Er：YAG laser to decontaminate infected dental implant surface in preparation for reestablishment of bone-to-implant contact. Int J Periodontics Restorative Dent 2014；34(4).
2. Taniguchi Y, Aoki A, Mizutani K, Takeuchi Y, Ichinose S, Takasaki AA, Izumi Y. Optimal Er：YAG laser irradiation parameters for debridement of microstructured fixture surfaces of titanium dental implants. Lasers in medical science 2013 28(4)：1057-1068.
3. Brånemark PI, Breine U, Adell R, Hansson BO, Lindström J, Ohlsson Å. Intra-osseous anchorage of dental prostheses：I. Experimental studies. Scandinavian journal of plastic and reconstructive surgery 1969；3(2)：81-100.
4. Massaro C, Rotolo P, De Riccardis F, Milella E, Napoli A, Wieland M, Brunette DM. Comparative investigation of the surface properties of commercial titanium dental implants. Part I：chemical composition. Journal of Materials Science：Materials in Medicine 2002；13(6)：535-548.
5. Charles AB, Kent JN, Misiek DJ. Titanium plasma-sprayed (TPS) screw implants for the reconstruction of the edentulous mandible. J Oral and Maxillofacial Surgery 1986；44(4)：274-282.
6. Wu Y, Zitelli JP, TenHuisen KS, Yu X, Libera MR. Differential response of Staphylococci and osteoblasts to varying titanium surface roughness. Biomaterials 2011；32(4)：951-960.
7. Triplett RG, Frohberg U, Sykaras N, Woody RD. Implant materials, design, and surface topographies：their influence on osseointegration of dental implants. Journal of long-term effects of medical implants 2003:13(6).
8. Khang W, Feldman S, Hawley CE, Gunsolley J. A multi-center study comparing dual acid-etched and machined-surfaced implants in various bone qualities. J Periodont 2001；72(10)：1384-1390.
9. Le Guéhennec L, Soueidan A, Layrolle P, Amouriq Y. Surface treatments of titanium dental implants for rapid osseointegration. Dental materials 2007；23(7):844-854.
10. Aita H, Att W, Ueno T, Yamada M, Hori N, Iwasa F, Ogawa T. Ultraviolet light-mediated photofunctionalization of titanium to promote human mesenchymal stem cell migration, attachment, proliferation and differentiation. Acta Biomaterialia 2009；5(8)：3247-3257.
11. Vivan Cardoso M, Vandamme K, Chaudhari A, De Rycker J, Van Meerbeek B, Naert I, Duyck J. Dental Implant Macro – Design Features Can Impact the Dynamics of Osseointegration. Clinical implant dentistry and related research 2015；17(4):639-645.
12. Elias CN, Lima JHC, Valiev R, Meyers MA. Biomedical applications of titanium and its alloys. Jom 2008；60(3)：46-49.
13. Gottlow J, Dard M, Kjellson F, Obrecht M, Sennerby L. Evaluation of a new titanium – zirconium dental implant：A biomechanical and histological comparative study in the mini pig. Clinical implant dentistry and related research 2012；14(4)：538-545.
14. Ishikawa I, Aoki A, Takasaki AA, Mizutani K, Sasaki KM, Izumi Y. Application of lasers in periodontics：true innovation or myth? Periodontology 2000 2009；50(1)：90-126.
15. Taniguchi Y, Aoki A, Koyanagi T, Takeuchi Y, Izumi Y, Oda S. Current status of various approaches for treatment of peri-implant disease. WCOI year book 2011 of World Congress for Oral Implantology (WCOI) 2012：33-40.
16. Aoki, A, Mizutani K, Schwarz F, Sculean A, Yukna RA, Takasaki AA, Koshy G. Periodontal and peri – implant wound healing following laser therapy. Periodontology 2000 2015；68(1)：217-269.
17. Yamamoto A, anabe T. Treatment of peri-implantitis around TiUnite-surface implants using Er:YAG laser microexplosions. Int J Periodontics Restorative Dent 2013；33(1).
18. Yokoyama KI, Ichikawa T, Murakami H, Miyamoto Y, Asaoka K. Fracture mechanisms of retrieved titanium screw thread in dental implant. Biomaterials 2002, 23(12)；2459-2465.
19. Steinebrunner L, Wolfart S, Ludwig K, Kern M. Implant-abutment interface design affects fatigue and fracture strength of implants. Clinical oral implants research 2008；19(12), 1276-1284.
20. 山口葉子，立川敬子，近藤尚知，宗像源博，鬼原英道，塩田真，春日井昇平．2本連結したインプラント体の破折機序に関する研究．日本口腔インプラント学会誌 2009；22(2)：122-135.
21. Oyster DK, Parker WB, Gher ME. CO2 lasers and temperature changes of titanium implants. J periodont 1995；66(12): 1017-1024.

section 2

レーザーと軟組織

　レーザーを生体組織に照射する場合の重要なパラメーターは，レーザーの**パワー密度(W/cm²)**，**作用時間**，**波長**である．この section では，パワー密度からみたレーザーの軟組織への影響を解説し，そのうちレーザーメスとして使用する場合における各種レーザーの波長の特性を述べる．

4-2-1　パワー密度からみた生体軟組織への影響

　レーザーを生体軟組織に照射すると，パワー密度の大きさとその作用時間によって，以下のような作用がみられる(**図1**)．

光化学作用

　光化学作用とは，光の放射が物質や生体に作用して生じる化学的変化のことである．一般には，色素分子が光エネルギーを吸収し，励起された電子が飛び出し，物質の**酸化還元**を引き起こす．たとえば，光合成における光化学反応では，特定のクロロフィル分子がこの反応を起こし，還元物質 NADPH(ニコチンアミドアデニンジヌクレオチドリン酸)や ATP(アデノシン三リン酸)の合成の源となる．

　創傷治癒促進などにおけるレーザー照射の場合は，細

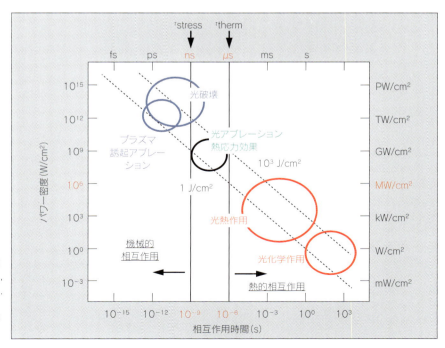

図1　レーザーと生体組織の相互作用(Niemz MH, 1996より引用)．パワー密度(W/cm²)，相互作用時間(s)とレーザー/生体相互作用．レーザーの組織に対する照射時間(相互作用時間)とパワー密度により，組織への影響が異なる．

光熱作用

光熱作用は，レーザー治療でもっともよく応用される．レーザーを生体組織に照射すると，照射条件および組織の特性に応じて照射部位が温度上昇し，変化する．50℃以上で細胞の修復機能の低下，60℃以上でタンパク質の変性・凝固壊死，100℃以上で組織内の水の蒸散，150℃以上で炭化となる．こういった組織変化は，肉眼的には，組織が白色や茶色に変化したり（**変性・凝固**），ぶつぶつと水泡のように組織がはじけ飛んだり（**蒸散**），そして黒く焦げたり（**炭化**）することによって確かめられる．

その他

光アブレーション，光破壊，プラズマ誘起アブレーションは，熱作用をともなわずに，瞬間的に組織を凝固・蒸散させる作用である．これは，超短時間（パルス幅1μsec以下）のパルス波レーザーによってのみ生じる現象である．歯科用レーザーでは，まだこの技術の応用にはいたっていない．

4-2-2 レーザーの波長と，軟組織への光熱作用

熱凝固・変性層の違いと，止血・治癒

歯科で一般的に使用されているレーザー（半導体レーザー，Nd:YAGレーザー，炭酸ガスレーザー，Er:YAGレーザー）を，レーザーメスとして生体軟組織に応用した場合，**生体の主成分である水（OH基）にレーザーがどの程度吸収されるか**（波長特性）によって，その蒸散様式は異なってくる（**図2，3**）．水に吸収されるレーザーほど，**蒸散効率が高く**，蒸散部の**熱凝固・変性層**（熱損傷）が小さい．一方，水に吸収されないレーザーほど蒸散効率は低く，

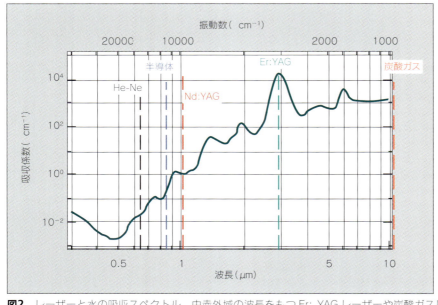
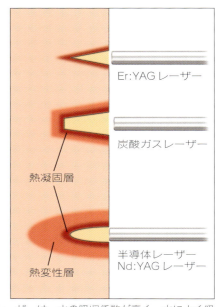

図2 レーザーと水の吸収スペクトル．中赤外域の波長をもつEr:YAGレーザーや炭酸ガスレーザーは，水の吸収係数が高く，水によく吸収される．
図3 各種歯科用レーザーの軟組織蒸散様式．Er:YAGレーザーのように水に対する吸収率が高いレーザーほど，熱凝固・変性層が少ない．

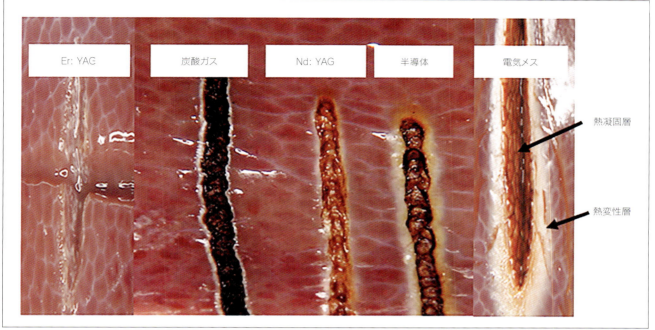

図4 各種レーザーによる軟組織切開創面．切開面には炭化層や熱凝固層がみられ，切開面の周囲には熱変性層がみられる．Er: YAG レーザーでは，熱凝固層が明瞭ではなく，周囲組織の変性もほとんど認められない．炭酸ガスレーザーでは，切開面は凝固し，炭化層がみられるが，周囲の変性層に薄い．半導体レーザーおよび Nd: YAG レーザーでは，凝固した切開面がみられ，周囲に薄茶色～白色の幅広い変性層がみられる．

＊照射条件
Er: YAG レーザー：パルス波300mJ/ pulse, 10pps
炭酸ガスレーザー：連続波 3W
Nd: YAG レーザー：パルス波100mJ/ pulse, 30pps
半導体レーザー：連続波 3W

熱凝固・変性層（熱損傷）は大きくなる．

　実際，レーザーを豚レバーに照射してみると，レーザーによって蒸散様式が異なることがわかる（**図4**）．Er: YAG レーザーでは，熱凝固層が明瞭ではなく，周囲組織の変性もほとんど認められない．炭酸ガスレーザーでは，切開面は凝固し，炭化層がみられるが，周囲の変性層は薄い．半導体レーザーおよび Nd: YAG レーザーでは，凝固した切開面がみられ，同囲に薄茶色～白色の幅広い変性層がみられる．

　臨床において，この熱凝固・変性層は，術中・術後の止血および治癒に影響を及ぼす．すなわち，**術中の止血のコントロール**に関しては，Nd: YAG レーザー・半導体レーザー＞炭酸ガスレーザー＞Er: YAG レーザーの順にすぐれている．一方，**治癒**に関しては逆で，Er: YAG レーザー＞炭酸ガスレーザー＞Nd: YAG レーザー・半導体レーザーとなる．

参考文献
1. Niemz MH. Laser tissue interactions. Berlin: Springer-Verlag, 1996.
2. 加藤純二，粟津邦男，篠木毅，守矢佳世子・編著．一からわかるレーザー歯科治療．東京：医歯薬出版，2003．
3. 加藤純二，粟津邦男，守矢佳世子・編著．一目でわかる歯科用レーザー図鑑．東京：医歯薬出版，2008．

section 3
レーザーと骨組織

骨は，硬組織であり，リン酸カルシウムを主成分とし，炭酸カルシウムやⅠ型コラーゲンも多く含む．水分子も重量比で4％含まれる．レーザー光との関係では，レーザー光の**リン酸イオン基による吸収ピークが10μm付近**に，また，ハイドロキシアパタイトに結合した結晶水の**OHイオン基による吸収ピークが3μm付近にみられ**るとの報告がある[1]．この結果から，骨組織に有効なレーザーとしては，3μmの吸収ピークに着目した場合，波長2.94μmのEr：YAGレーザーと，波長2.78μmのEr,Cr：YSGGレーザーがある．10μmの吸収ピークに着目した場合には，波長10.6μmの炭酸ガスレーザーが候補として挙げられる．

4-3-1 骨欠損作製後の治癒機転

ラットの頭頂骨に，Er:YAGレーザー，炭酸ガスレーザー，歯科用バーにより同一の骨欠損を作製し，処置後の治癒について2週間にわたり組織計測学的に検討した（**図1**）．その結果，処置10分後には赤血球の集積と肉芽組織が確認された[2]（**図2a～c**）．処置2週後には，**Er:YAGレーザー処置群では，新生骨の添加が観察され，欠損の8割がたがそれにより満たされていた**．一方，バーによる機械的処置では，欠損部の5割ほどが新生骨で満たされていた．**炭酸ガスレーザーの場合，レーザーのエネルギーがすべて熱に変換されるため，欠損辺縁部に炭化層が残存し，骨の形成はみられなかった**（**図3a～c**）．

水谷ら[3]はイヌの下顎臼歯部に根分岐部病変を作成し，Er：YAGレーザーとキュレットでフラップ手術を行い，12週間観察したところ，**レーザー群のほうにより多くの新生骨が認められた**と報告した（**図4a，b**）．

このように，骨外科処置の用途にはEr:YAGレーザーが有用と思われた．一方，**炭酸ガスレーザーの場合はLLLT（Low reactive Level Laser Therapy）用に使用すれば骨造成が認められる**ことが報告されている[4]．

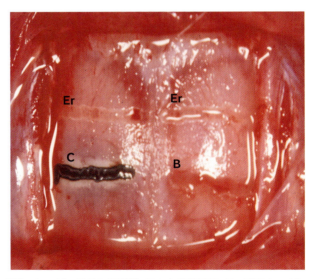

図1 レーザーの骨への影響．ラット頭頂骨に，Er：YAGレーザー（Er），炭酸ガスレーザー（C），歯科用バー（B）を用いて，同一の骨欠損を作成した．

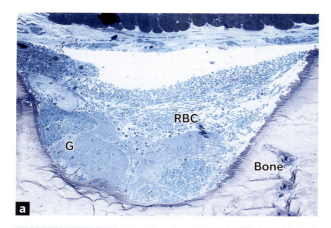
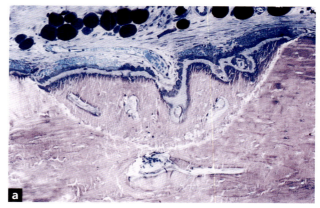
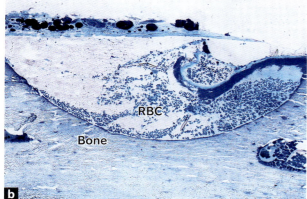
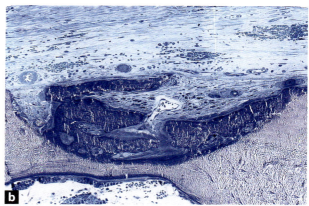
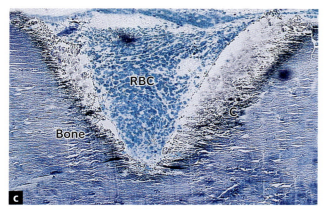
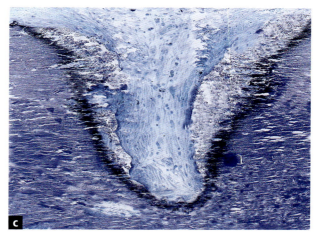

図2a〜c 処置10分後の組織像．Er: YAG レーザー照射群（**a**）では赤血球の集積が顕著，炭酸ガスレーザー照射群（**c**）では欠損底部に炭化層が残存している．**b** はバー処置群．

図3a〜c 処置2週後，Er: YAG レーザー照射群（**a**）では骨欠損の8割が新生骨で満たされ，バー処置群（**b**）では5割程度，炭酸ガスレーザー照射群（**c**）には新生骨は見られない．

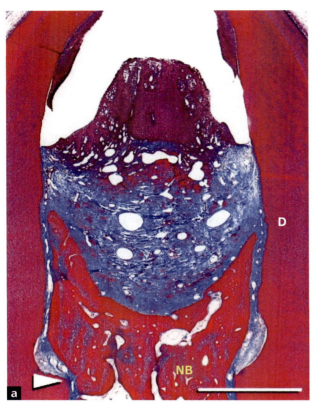 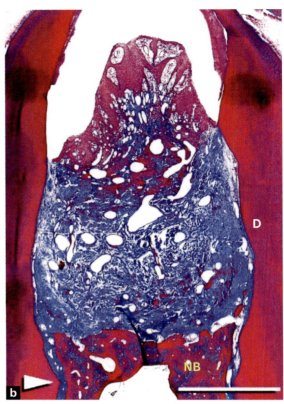

図4a, b　Er: YAG レーザー（**a**）と キュレット（**b**）でフラップ手術を行い，12週後の根分岐部近遠心断の組織像．レーザー群のほうにより多くの新生骨が認められる．NB：新生骨（アザン染色；Bar＝80 mm，×27）　Mizutani et al, 2006[3])

4-3-2　臨床症例

症例1

患者は72歳の男性で，上顎左側犬歯歯頸部に違和感を覚えるということで，精査したところ，歯頸部の骨形態異常を認めた．

局所麻酔下にフラップ手術を行い，フラップを翻転すると，棚状の骨形態異常が観察された．Er: YAG レーザーを使用して，80mJ，10Hz，注水下で骨切除および形態修正を行った．フェザータッチでチップを動かし，3分ほどで処置を終えた．術中，患者に何の苦痛を与えることなく，容易に骨の蒸散を行うことができた．

術後，レーザー処置に起因する不具合を認めなかった（**図5a～d**）．

症例2

患者は31歳の女性で侵襲性歯周炎の患者である．歯周外科時にフラップ手術を行い，Er:YAG レーザーによる骨整形を試みた．照射条件は70mJ，10Hz の注水下にて行なった．術後の予後も極めて良好であった（**図6a～d**）．レーザーによる骨外科処置は治癒促進が顕著で，術後の副作用も皆無である．

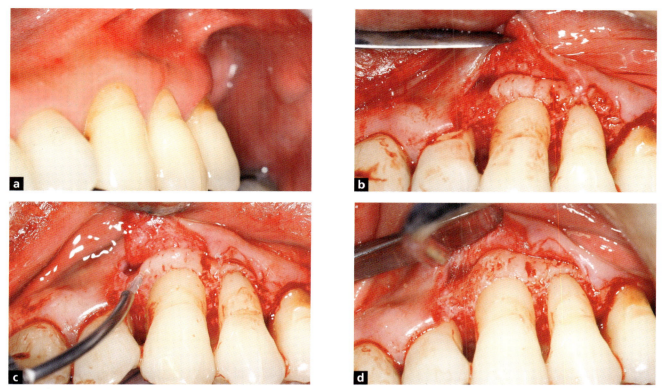

図5a〜d 患者は72歳の男性．80 mJ，10 Hz注水下，Er: YAGレーザーによる骨切除，骨整形を行う．**a**：術前．**b**：フラップを翻転すると，棚状の骨形態異常を認める．**c**：レーザーによる骨外科手術．**d**：骨外科手術が終了したところ．

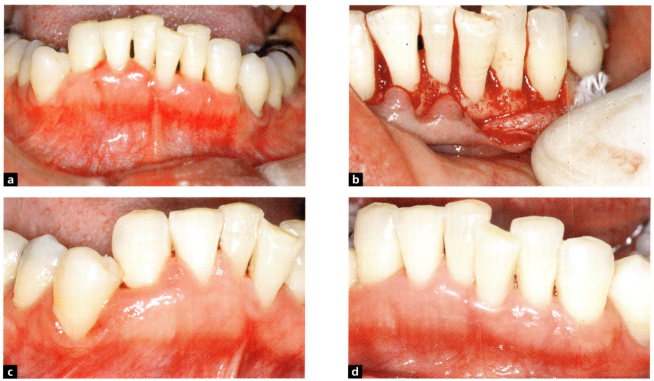

図6a〜d 患者は31歳の女性．70mJ，10 Hz注水下，Er: YAGレーザーにより骨整形を行う．**a**：術前．**b**：レーザーによる骨整形直後．**c**：術後1週．**d**：3か月後．

まとめ

レーザーによる骨組織への介入は，適正な照射条件を守れば，臨床上きわめて有用である．過去の報告で，レーザー照射により，骨芽細胞から，DNA複製，ATP合成，骨形成促進に関与する遺伝子の発現増大が確認されている[5]．インプラント周囲炎の骨を含めた処置にレーザーは有用で，患者にとって福音となると思われた．

> **point**
> ①骨切除，骨整形にはEr: YAGレーザーを選択する．
> ②照射条件は，70〜80 mJ，10 Hz，注水下で行う．
> ③生理的形態を目指して，レーザーチップをフェザータッチで動かす．

参考文献

1. 熊崎護．分子振動レーザーによる歯科治療の新展開．日本ME学会 2000；14：47-51．
2. Pourzarandian A, Watanabe H et al. Histological and TEM examination of early stages of bone healing after Er：YAG laser Irradiation. Photomed Laser Surg 2004；22：342-50．
3. Mizutani K, Aoki A et al. Periodontal tissue healing following flap surgery using an Er:YAG laser in dogs. Lasers Surg Med 2006；38：314-324．
4. 横瀬敏志，他．炭酸ガスレーザーの細胞生物学的作用と臨床応用．補綴臨床 2008；41：510-521．
5. Yamamoto M, Tamura K et al. Stimulation of MCM3 gene expression in osteoblast by low level laser irradiation. Lasers Med Sci 2001；16：213-217．

section 4
レーザーとバイオフィルム

　複雑な形態をもつインプラント周囲炎の感染源の除去に対して，レーザー治療が，バイオフィルム除去，歯石除去，インプラント表面の無毒化に有効かを検討する．

4-4-1 インプラント表面の感染源

バイオフィルム（図1）

　歯周病・インプラント周囲炎は，プラーク（バイオフィルム）に起因する細菌感染症（バイオフィルム感染症）と定義づけられている．歯肉縁上に形成されたバイオフィルムは，歯周組織は破壊しないが，歯肉に炎症を引き起こし，歯肉ポケットを形成する．歯肉ポケットが深くなると嫌気的な条件が整い，歯周病原細菌が増殖し，上皮付着の破壊をともなった歯周ポケットが形成される．歯周ポケット内では異種細菌による共凝集が生じ，菌体外多糖（グリコカリクス：glycocalyx）により被覆され，バイオフィルムを形成する．

　バイオフィルム形成物質であるグリコカリクスは，内部に細菌を含有して保護するだけでなく，それ自体が非自己として認識されにくい．このことからグリコカリクスは，バイオフィルムを排除するように作用する特異的抗体の産生を引き起こさない．また，細胞性免疫として作用する食細胞やNK細胞では，バイオフィルム表面に存在する細菌に対してアタックできるが，バイオフィルム全体に対して作用することはできない．細菌により引き起こされる疾患であれば，抗菌薬が奏功すると考えられるが，バイオフィルム感染症では抗菌薬療法は極めて難しい．抗菌薬は浮遊細菌に対しては極めて有効であるが，ひとたびバイオフィルムが形成されると，その内部に浸透することはできないからである．

歯石（図2）

　このように形成された成熟したバイオフィルムは，唾

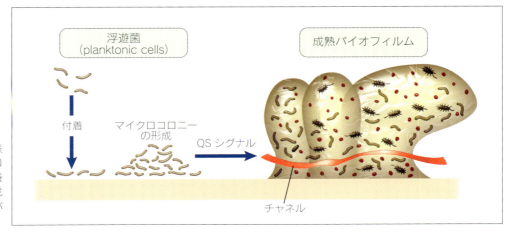

図1 浮遊菌がインプラント表面に付着増殖し，マイクロコロニーを形成する．その後，栄養の供給を受けるチャネルの形成をともない，徐々に成熟したバイオフィルムを形成する．

液中あるいは歯肉溝滲出液中のカルシウムを吸着し，歯石を形成する．歯石は歯面に固着すると除去が極めて難しくなるだけでなく，粗造な表面に細菌が沈着し，バイオフィルムの形成を容易にする．また，歯石に吸着された酵素や菌体内毒素が持続的に放出され，歯周組織の炎症を持続させることとなる．

インプラント周囲炎や歯周炎の治療を行うには，この主要な発炎因子であるバイオフィルムと，修飾因子である歯石の除去が必須となる．

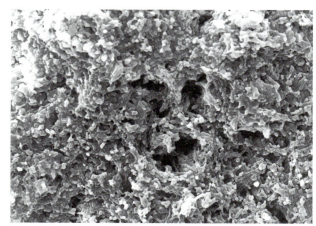

図2 歯石表面の電子顕微鏡像．各種の細菌が認められ，歯石のなかに菌体内毒素や酵素などが含有され，生体を障害する．

4-4-2 これまでの感染源の除去（プラークコントロール）

インプラント周囲炎や歯周病の治療では，プラークコントロール，とくに歯肉縁下のプラークコントロールが重要である．プラークコントロールには**機械的プラークコントロール**と**化学的プラークコントロール**がある．しかし，上述したように成熟したバイオフィルムが形成されると，化学的なアプローチだけでは奏功しないことから，機械的なアプローチとの併用が必要となる．これまで機械的なアプローチとしてスケーリングルートプレーニング（SRP）が行われてきたが，スケーラーなどによりインプラント体表面に傷などをつける可能性があるだけでなく，スケーラーの金属がインプラントに付着することで異種金属間電流が生じ，インプラントに腐食を生じることも考えられる[1]．さらに，機械的除去単独では，インプラント体の構造の複雑性などから歯周ポケットからバイオフィルムを完全に取り除くことは不可能である．

4-4-3 レーザーによるバイオフィルム破壊と殺菌

歯肉縁下ポケット内に形成されたバイオフィルムを除去する方法の1つにレーザーの応用が考えられる．**レーザーの種類によりバイオフィルムへのアプローチに違いがある**．1つは**熱作用**によるバイオフィルムの破壊除去であり，もう1つはバイオフィルムの**微小爆発**による破壊除去，3つめはレーザーにより励起され発生した**活性酸素**によるバイオフィルムの破壊である．

熱作用によるバイオフィルムの破壊

炭酸ガス（CO_2）レーザー・Nd:YAG（ネオジウムヤグ）レーザー・半導体レーザーでは，レーザーの熱作用によりバイオフィルムを変性・分解することで，バイオフィルムを除去する[2]．しかし，**炭酸ガス，Nd:YAG，半導体レーザーの歯周ポケット内での高出力照射では，バイオフィルムのみならず歯根面やポケット軟組織の熱作用**

による炭化や融解などが生じやすいため，注意が必要である[3,4]．

微少爆発によるバイオフィルムの破壊

Er:YAG（エルビウムヤグ）レーザーは，水に対する吸収特性にすぐれるレーザーであり，バイオフィルムに対して照射することでバイオフィルム内の水分が瞬時に気化・蒸散して微少爆発が生じる．この微少爆発によりバイオフィルムは破壊され，断片化される．また，Er:YAGレーザーの波長は2.94μmであり，これは歯周病原細菌であるグラム陰性菌の細胞壁を形成するLPS（菌体内毒素）の吸収波長（2.92μm）とほぼ同じであり，**バイオフィルムの破壊と同時にLPSの分解を効果的に行える**．これにより歯周病罹患根面の消毒にも有効と考えられる．これまでに歯周ポケット内への応用が報告されている[5]．

抗菌光線力学（a-PDT）療法によるバイオフィルムの破壊（詳細は，「section 5　抗菌PDTとLEDの応用」参照）

光を受けると**活性酸素種**を発生する光感光性薬剤である色素に対し，光感受性物質を励起させる波長のレーザー光あるいはLEDを照射することにより，活性酸素が発生する．発生した活性酸素は強い酸化作用を示し，殺菌性を発揮する．光感受性物質であるメチレンブルー，トルイジンブルーでは660nmの波長，インドシアニングリーンでは805nmの波長の光を照射することで，活性酸素を発生する[6,7]．これらの色素は容易にバイオフィルム内に浸透することから，バイオフィルムや細菌を破壊することが可能である[8]．また，スケーラーなどが到達できない部位やレーザーを直接照射できない根分岐部などの部位においても適応できる可能性がある．現在，各種のa-PDT（Antimicrobial Photodynamic Therapy）装置や光感受性物質が，歯周炎やインプラント周囲炎などの治療への応用が検討されている（**図3**）．

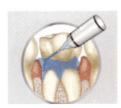
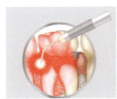
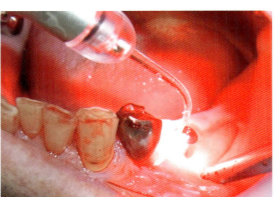
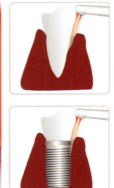

図3　a-PDTの歯周炎，インプラント周囲炎への応用．

4-4-4 レーザーによる歯石除去

　歯周病の修飾因子である歯石の除去は，歯周病やインプラント周囲疾患の治療において重要な位置を占める．しかしながら，これまで歯石除去に用いられてきたハンドスケーラーや超音波スケーラーでは，処置効率や振動，そして発生する騒音が患者に大きなストレスを与えていた．レーザーで歯石の除去が行えれば，このような患者へのストレスの回避につながることが考えられる．

Nd:YAGレーザーによる歯石除去

　Nd:YAGレーザーは，黒色色素に高い吸収性を有する特性波長を有することから，**ヘモグロビンや歯周病原菌の産生する黒色色素などにより着色した歯肉縁下歯石の除去が可能**と考えられ，臨床に応用されてきた[9~11]．しかし，十分に歯石が除去できないこと，出力が上がるとともに歯根表面に熱作用による炭化や融解が生じることから，十分な注意が必要となる[12,13]．このため，**歯石の除去に関しては，組織透過型レーザーの使用は推奨できない**．とくにインプラント表面への使用による熱の集積は，インプラントの予後に大きな影響を与えることから，注意が必要である．

炭酸ガスレーザーによる歯石除去

　表面吸収性レーザーである炭酸ガスレーザーにおいても，Nd;YAGレーザーと同様に歯石が除去できる程度の出力にすることで，**歯根表面に熱作用による炭化や融解が生じることから十分な注意が必要**となる．**インプラントへの使用は熱の集積を引き起こし，インプラント周囲組織に不可逆的侵襲を与える可能性があり**，使用には十分な注意を必要とする．

Er:YAGレーザーによる歯石除去

　Er:YAGレーザーは，硬組織蒸散可能なレーザーとして1980年代後半に開発された．Er:YAGレーザーは，熱作用により歯石やセメント質を蒸散させようとする炭酸ガスレーザーやNd:YAGレーザーと異なり，注水下で用いることで発熱は抑制され，根面への熱刺激にともなう傷害が生じない．水への吸収にすぐれるEr:YAGレーザーは歯石中の水分や有機質成分に吸収され，熱エネルギーとなり，急激に加熱され，歯石内で微小爆発が生じることにより，歯石が除去されると考えられる．しかし，歯石のみを選択的に除去できるわけではなく，**適正な使用を行わないとセメント質の蒸散が生じる．歯石の除去には，歯の長軸方向に斜め20～30度ほどで歯根面に接触型のチップを沿わせながら，注水冷却を行いながら歯石を側面から蒸散除去する方法がAokiらにより推奨されている**[14~16]．この方法を用いることで，低出力照射（先端エネルギー密度11～19J/cm^2/pulse）で根面に障害を与えることなく歯石の蒸散が可能であると報告されている[14]．

　また，エネルギー密度14.1 J/cm^2/pulse（先端出力40mJ/pulse，繰り返しパルス数10pps）で，**歯石除去効率は超音波スケーラーとほぼ同じであることが示されている**[17]．インプラントに付着した歯石を除去するためにもEr:YAGレーザーは有用と考えられるが，インプラント表面の形態が複雑であり，上述したような効果的な照射条件を満たすことは難しいことから，十分な注意が必要である．とくに**スレッド型のインプラントでは，外科処置時に応用することで，レーザーの有効性を発揮できる**（**図4a～f**）．

スケーリング前

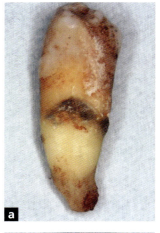
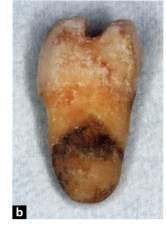
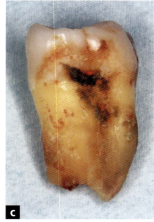

スケーリング後

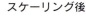

図4a〜f Er: YAG, 炭酸ガス, Nd: YAG レーザーによる歯石除去後の根面. Er: YAG レーザーでは除石後の根面に大きな変化は認められないが, 炭酸ガス, Nd: YAG レーザーでは根面に炭化層が形成された.

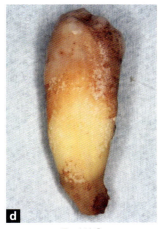

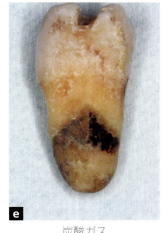
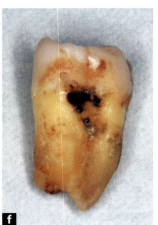

Er: YAG
40mJ 20pps

炭酸ガス
1.0W CW

Nd: YAG
100mJ 15Hz

4-4-5 レーザーによる殺菌・無毒化効果

　レーザーによるバイオフィルム除去や歯石の除去を行った場合, 機械的な除去では達成できない, 歯周ポケット内・歯根面・インプラント表面の殺菌や無毒化が行える. とくにEr：YAGレーザーでは, 臨床で用いる出力の数十分の一の出力（0.3 J/cm²）で代表的な歯周病原細菌である *Porphyromonas gingivalis*（P.g）や *Aggregatibacter actinomycetemcomitans*（A.a）の蒸散による殺菌効果[18,19]や, 培地上における *P.g* 菌のコロニー発育阻止が報告されている[20]. また, 抜去した新鮮歯周病罹患歯表面を超音波スケーラーあるいはEr:YAGレーザーで処理した場合, 残存する細菌数が有意にEr:YAG

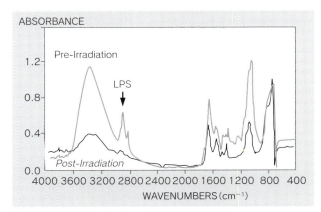

図5 Er: YAGレーザーによるLPSの破壊作用.

レーザーで少ないことが示されている[21]．Er：YAG レーザー以外のレーザーにおいても殺菌効果は認められるものの，熱による傷害が問題となる．さらに，グラム陰性菌がもつ菌体外毒素である LPS(lipopolysaccharide) の吸収波長 (2.92μm) は，Er：YAG レーザーの波長とほぼ同じであり LPS の分解を効果的に行うことができると考えられ，歯周病原細菌に罹患した根面やインプラント表面の無毒化に有効と考えられる[22]（**図5**）．

a-PDT による殺菌（**section 5** 参照）

このほか a-PDT による殺菌があるが，a-PDT は菌特異性がなく，ウイルスを含む多くの細菌に効果を示し，かつ薬剤耐性を生じないという利点がある．さらに，バイオフィルムを破壊する効果が示されているだけでなく[23,24]，細菌性プロテアーゼの不活性化，LPS の分解[25]，さらに TNF-α や IL-1b などのサイトカインの不活性化も確認されており[26]，インプラントなどの複雑な表面形態を有するものへの殺菌あるいは無毒化には有効と考えられる．

参考文献

1. 山岡大．異種金属接触に関する電気化学的検討 各種金属の接触電位と接触電流．日大歯学 1994；68：390-401.
2. Noguchi T, Sanaoka A, Fukuda M, et al. Combined effects of Nd:YAG laser irradiation with local antibiotic application into periodontal pockets. J Int Acad Periodontol 2005；7：8-15.
3. Tucker D, Cobb CM, Rapley JW, Killoy WJ. Morphologic changes following in vitro CO2 laser treatment of calculus- ladened root surfaces. Lasers Surg Med 1996；18(2)：150-156.
4. Morlock BJ, Pippin DJ, Cobb CM, Killoy WJ, Rapley JW. The effect of Nd:YAG laser exposure on root surfaces when used as an adjunct to root planing：an in vitro study. J Periodontol 1992；63(7)：637-641.
5. Lopes BM, Theodoro LH, Melo RF, et al. Clinical and micro- biologic follow-up evaluations after non-surgical periodontal treatment with erbium：YAG laser and scaling and root planing. J Periodontol 2010；81：682-691.
6. Fickweiler S, Szeimies RM, Ba?umler W, et al. Indocyanine green：intracellular uptake and phototherapeutic effects in vitro. J Photochem Photobiol 1997；38：178-183.
7. Bäumler W, Abels C, Karrer S, et al. Photo-oxidative killing of human colonic cancer cells using indocyanine green and infrared light. Br J Cancer 1999；80：360-363.
8. Street CN, Gibbs A, Pedigo L, Andersen D, Loebel NG. In vitro photodynamic eradication of Pseudomonas aeruginosa in planktonic and biofilm culture. Photochem Photobiol 2009；85(1)：137-143.
9. 石川和弘，福田光男，箕浦伸吾，村瀬元康，村瀬尚子，黒須直子，杉原信久，野口俊英．Nd：YAG レーザーによる歯肉縁下歯石除去に関する基礎的研究．日歯保存誌 1993；36(3)：902-909.
10. Arcoria CJ, Vitasek-Arcoria BA. The effects of low-level energy density Nd:YAG irradiation on calculus removal. J Clin Laser Med Surg 1992；10(5)：343-347.
11. Noguchi T, Sanaoka A, Fukuda M, Suzuki S, Aoki T. Combined effects of Nd:YAG laser irradiation with local antibiotic application into periodontal pockets. J Int Acad Periodontol 2005；7(1)：8-15.
12. Tucker D, Cobb CM, Rapley JW, Killoy WJ. Morphologic changes following in vitro CO2 laser treatment of calculus- ladened root surfaces. Lasers Surg Med 1996；18(2)：150-156.
13. Morlock BJ, Pippin DJ, Cobb CM, Killoy WJ, Rapley JW. The effect of Nd:YAG laser exposure on root surfaces when used as an adjunct to root planing：an in vitro study. J Periodontol 1992；63(7)：637-641.
14. Aoki A, Ando Y, Watanabe H, Ishikawa I. In vitro studies on laser scaling of subgingival calculus with an erbium:YAG laser. J Periodontol 1994；65：109-1106.
15. Aoki A, Ishikawa I, Yamada T, Otsuki M, Watanabe H, Tagami J, Ando Y, Yamamoto H. Comparison between Er:YAG laser and conventional technique for root caries treatment in vitro. J Dent Res 1998；77：1404-1414.
16. Aoki A, Ishikawa I, Yamada T, Otsuki M, Watanabe H, Tagami J, Ando Y, Yamamoto H. In vitro evaluation of Er:YAG laser scaling of subgingival calculus in comparison with ultrasonic scaling. J Periodontal Res 2000；35：266-262.
17. Mizutani K, Aoki A, Takasaki A, Maruyama H, Schwarz F, Yamada T, Ichinose S, Ishikawa I, Izumi Y. Effect of high pulse rate Er:YAG laser irradiation using a chisel tip on subgingival calculus removal in vitro. The 1st Congress of the World Federation of Laser Dentistry (former International Congress on Laser in Dentistry). Hong Kong, China, 2009.
18. Akiyama F, Aoki A, Miura-Uchiyama M, Sasaki KM, Ichinose S, Umeda M, Ishikawa I, Izumi Y. In vitro studies of the ablation mechanism of periodontopathic bacteria and decontamination effect on periodontally diseased root surfaces by erbium：yttrium- aluminum- garnet laser. Lasers Med Sci 2011；26：193-204.
19. Kreisler M, Kohnen W, Marinello C, Götz H, Duschner H, Jansen B, d'Hoedt B. Bactericidal effect of the Er:YAG laser on dental implant surfaces：an in vitro study. J Periodontol 2002；73：1292-1298.
20. Ando Y, Aoki A, Watanabe H, Ishikawa I. Bactericidal effect of erbium YAG laser on periodontopathic bacteria. Lasers Surg Med 1996；19：190-200.
21. Akiyama F, Aoki A, Miura-Uchiyama M, Sasaki KM, Ichinose S, Umeda M, Ishikawa I, Izumi Y. In vitro studies of the ablation mechanism of periodontopathic bacteria and decontamination effect on periodontally diseased root surfaces by erbium：yttrium-aluminum- garnet laser. Lasers Med Sci 2011；26 (2)：193-204.
22. Yamaguchi H, Kobayashi K, Osada R, Sakuraba E, Nomura T, Arai T, Nakamura J. Effects of irradiation of an erbium:YAG laser on root surfaces. J Periodontol 1997；68：1151-1155.
23. Soukos NS, Goodson JM, Photodynamic therapy in the control of oral biofilms. Periodontol 2000 2011；55(1)：143-166.
24. Konopka K, Goslinski T, Photodynamic therapy in dentistry. J Dent Res 2007；86(8)：694-707.
25. Usacheva MN, Teichert MC, Biel MA. The interaction of lipopolysaccharides with phenothiazine dyes. Lasers Surg 2003；33(5)：311-319.
26. Braham P, Herron C, Street C, Darveau R. Antimicrobial photodynamic therapy may promote periodontal healing through multiple mechanisms. J Periodontol 2009；80(11)：1790-1798.

PART 3
インプラント周囲炎の治療

CHAPTER 5
インプラント周囲炎治療の従来法

インプラント周囲炎はインプラント体に付着したプラークが原因となることが多い．治療には，汚染されたインプラント体表面からバイオフィルムを除去するとともに，殺菌することが必要となる．しかし，インプラント表面はオッセオインテグレーションの促進のためにさまざまな加工がされている．とくに，現在のインプラント表層は微細な構造であるため，インプラント体表面を変化させずにバイオフィルムを取り除くことは困難である．

section 1
器具，材料，治療法（非外科・外科）

5-1-1 インプラント周囲炎治療の器具と材料

インプラント周囲組織の炎症には，歯槽骨の吸収をともなわない「インプラント周囲粘膜炎」と，歯槽骨の吸収をともなう「インプラント周囲炎」とがある．インプラント周囲の炎症の治療は歯周病治療に酷似している．

インプラント周囲粘膜炎

骨吸収がないインプラント周囲粘膜炎では，インプラント補綴物のプラークの除去を確実に行う．補綴物に歯石が付着している場合はスケーリングを行うが，インプラントおよび補綴物の損傷に気をつけなければならない．また，患者自身によるプラークコントロールも重要となる．

インプラント周囲炎

一方，骨吸収をともなう**インプラント周囲炎**では，非外科によるプラークの除去のみではインプラント体の付着物を除去することはできないため，通常は歯肉を剥離し，明示下で処置を行う

したがって，使用する器具は歯周病の歯肉剥離掻爬に準ずる．手用スケーラーや超音波スケーラー，またインプラント体の清掃のためにチタンブラシを用いたり，エアアブレーションによるアパタイトなどの噴霧を行うことがある．また，チタン製のインプラント体にはチタン製のスケーラーを用いることが推奨されている．

骨欠損部の再生が不可能な場合は，インプラント表層部を人為的に削り取り（**インプラントプラストミー**），インプラント体表層を滑沢にする．

骨再生が必要な場合は，自家骨・異種骨・アパタイト系の材料や遮蔽膜を用いる．

5-1-2 インプラント周囲炎の治療法

非外科的治療

インプラント周囲炎での非外科的治療は，**抗菌剤の投与とプラークの除去**に限られ，対処的な方法しかないのが現状である．基本的にこの処置はインプラント周囲粘膜炎の治療である．

外科的治療法

基本的には歯肉剥離掻爬処置に準ずる．麻酔下にて歯肉を剥離し，骨面・インプラント表層から，手用または超音波スケーラーにて炎症性組織を除去する．インプラント表面は，**チタンブラシ，エアアブレーションで表層のプラークや歯石などの汚染物質を取り除く**．骨欠損部に**人工骨**を使用することもある（**図1〜7**）．また可能であれば，**上部構造を撤去**したほうが患部の処置がしやすい．

しかしながら，このような物理学的な除去療法のみでは，**インプラント体表層の確実な殺菌を行うことはできない**．今現在，インプラント周囲炎に対する確実な治療法は確立されていない．

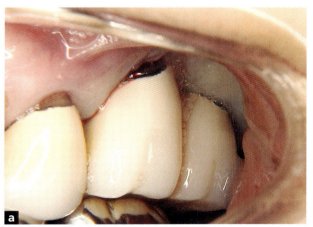

図1a 上顎左側インプラント部．軟組織より排膿が認められ，プロービングポケットデプスは8 mm．

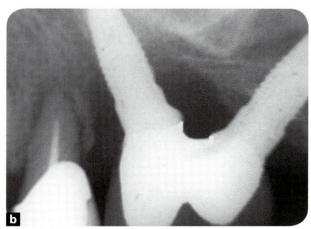

図1b デンタルエックス線写真よりインプラント支持骨の吸収が認められる．

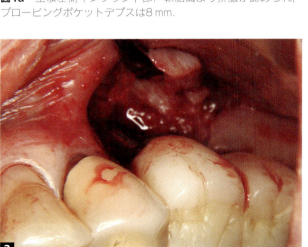

図2 フラップ手術にてインプラント体を露出する．

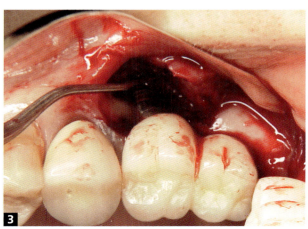

図3 手用スケーラーにて肉芽組織を除去する．

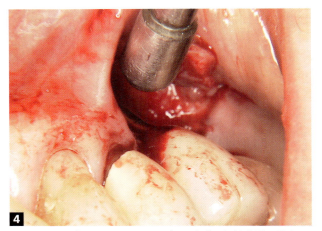

図4　エアアブレーションでインプラント体の汚染物質の除去．

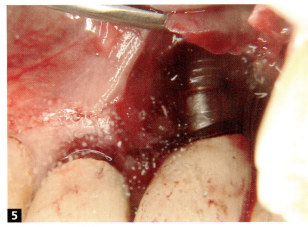

図5　清掃後の状態．

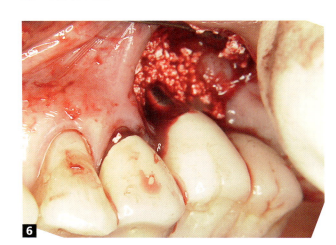

図6　インプラント支持骨欠損部に骨移植材を充填．

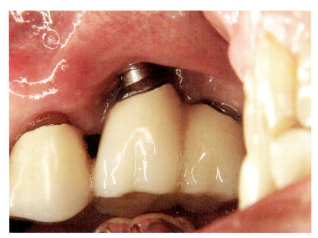

図7a　術後4週．軟組織は退縮し，インプラントカラー部が露出している．

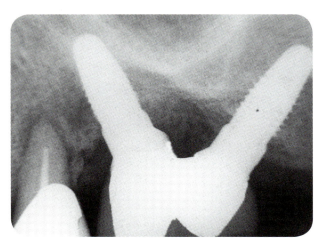

図7b　骨欠損部に骨補填材料がみえる．

section 2
インプラント体の除去法

　インプラント治療および術後経過の過程で，やむなくインプラント体(fixture)を除去せざるを得ないことがある[1]．本項ではインプラント体の除去に臨む場合の注意事項および要点について述べる．

　超高齢社会の到来により，インプラント治療の長い経過中に脳梗塞・認知症などによる要介護で十分な口腔清掃や自己管理ができないため，インプラント体を除去せざるを得ない患者が増加してくるものと考えられる[2]．インプラント体の除去の対象としてさまざまな状況があるが，高森は，**表1**のようにまとめている．

表1 除去の対象となるインプラント．＊高森[1]より引用

①疼痛や動揺を呈するもの
②コントロールが困難な周囲炎を併発しているもの
③破折残留しているもの
④神経損傷の原因となっている，あるいは考えられるもの
⑤上顎洞内あるいは顎骨内に迷入したもの
⑦精神的ストレスの原因となっている，あるいは考えられるもの
⑧補綴治療に際し障害となるもの
⑨悪性腫瘍などの治療に際し障害となるもの

5-2-1　インプラント体の除去の準備・診断・器具

除去の計画と準備

　除去の際には，インプラント手術の際に一般的にチェックしておくべき全身的疾患の把握や緊急時の対策，モニター管理下で除去手術を計画するなど，最新の指針を参考にする[3〜5]．またエックス線写真・CT撮影により手術野周辺の観察を十分に行い，症例ごとに対応する．さらに二次的に神経損傷などの合併症をきたさないように日頃から局所解剖の知識[6,7]を十分に身につけておくとともに，除去を選択する経緯について患者によく説明し，あらかじめインフォームドコンセント(同意)を得ておく．除去後の再治療や予後についてもよく説明しておく．

インプラント体と骨との結合状態・動揺の評価

　Osstell ISQ™，Osstell mentor™(モリタ)は，インプラントの共鳴振動周波数分析を行うことにより，インプラント安定度指数(implant stability quotient：ISQ値)を測定し，インプラント体と骨との結合状態を非接触で評価する機器である．また，動的歯周組織診査・診断装置Periotest™(インプラテックス)もインプラントの動揺の診断に応用されており，いずれの機器も有用性が報告されている[8〜10]．

除去に使用する器具

　オッセオインテグレーションを獲得し，骨との強固な結合が得られているスクリュータイプのインプラント体を除去する方法としては，
①各種インプラントの専用除去器具を使用する
②トレフィンバーなどの切削器具を用いてインプラント体の周囲骨を含めて除去する
③Fixture remover kit™を用いる
　などの方法がある．②トレフィンバーで骨を削除する

方法では侵襲が大きくなるが，近年では，Fixture remover kit™（**図1**，フォレスト・ワン）が多くのインプラントシステムの除去に対応可能であり，また，トレフィンバーを使う必要がなく，周囲骨への侵襲を最小限に抑えて除去できるシステムとして注目されている[11]．

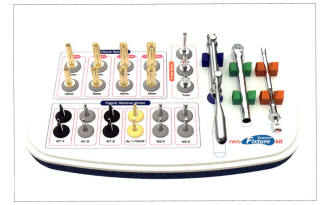

図1 Fixture remover kit™（フォレスト・ワン）．

5-2-2 除去するタイミングと方法

　インプラント体を除去するタイミングは，いずれの場合も周囲組織との解剖学的位置関係に注意して診査するとともに，パノラマエックス線写真，CTにて当該部位を確認する．

①インプラント埋入時に隣接周囲組織に迷入させてしまった場合

　迷入したインプラント体が直視可能で埋入部位に近接していれば，さらに深部に迷入させないよう，鑷子（せっし・ピンセット）などで把持して除去を試みる．上顎洞への迷入など侵襲が大きくなる場合には，歯科診療所で無理をして行わず，状況によっては，設備の整った専門機関に除去を依頼する[12,13]．肥後らは[14]，上顎洞内に迷入したインプラントを内視鏡下鼻内手術により摘出し，外科的侵襲が大きくならないように回避した症例について報告している．

②埋入手術は成功したが，オッセオインテグレーションが獲得できない（ディスインテグレーション）など，埋入早期に除去する場合

　埋入手術の成功後，オッセオインテグレーション獲得前の埋入早期に除去する場合も，スクリュータイプのインプラント体であれば，鉗子などで把持して逆回転させ，比較的簡単に除去可能である．

③オッセオインテグレーション獲得後に，不良経過や何らかの背景で除去せざるを得ない場合

　除去の対象となるインプラント体の多くは，ブレードタイプの製品であるが，破折をきたしたスクリュータイプの場合もある．上顎洞に迷入し，前頭洞にまで及ぶ重篤な副鼻腔炎を発症した報告もあり[15]，適切な対応が必要とされる．

　ブレードタイプのインプラントは動揺していて除去が簡単なようにみえても，**先端部が離開しているタイプのものは，ある程度骨を削除しないと除去ができないこと**もあり，外科的侵襲が大きくならないように配慮する．また，周囲に肉芽組織が増生して神経と癒着していることもあるので，**インプラント体と肉芽組織を一塊にして無理やり引き抜くようなことはせずに，愛護的な操作**に心がける．上顎洞・下顎管との解剖学的位置関係に配慮し，除去に臨むことが重要である．破折をきたしたスクリュータイプのインプラントを除去するには，トレフィンバーで周囲骨を除去せざるを得ないことが多い．また，除去後の補綴処置や除去部位を母床として，再度インプラントを埋入する可能性も考慮して，除去周囲の歯槽堤

CHAPTER 5　インプラント周囲炎治療の従来法

の形態や幅などをよく検討しておく．

症例1　76部のブレードタイプインプラント除去症例

約40年前にブレードタイプのインプラント手術を行い，上部構造にブリッジを装着し，良好に経過していた．5年ほど前より同部の動揺をきたし，インプラント周囲炎を繰り返していたため，開業歯科医院より除去手術を依頼された．

初診時の臨床所見では，インプラントの動揺が著しく，周囲歯肉に発赤および腫脹を認めた．またパノラマエックス線写真の所見では，インプラント体は全体的に沈下をしており，周囲の骨は吸収していたが，下歯槽神経への影響による下唇・オトガイ部の知覚鈍麻の症状はみられなかった．

除去は，インプラント体周囲の骨削除範囲が大きくなることを危惧して，入院下に行なった．インプラント体周囲における比較的小範囲の骨削除にてインプラントを除去し得たが，周囲の肉芽組織がインプラント体を取り囲んでおり，下歯槽神経を損傷しないように注意して，肉芽組織を剥離掻爬し，除去した．下歯槽神経は術野に明示し得たが，術後の知覚鈍麻は認められなかった（**図2a～c**）．

症例1

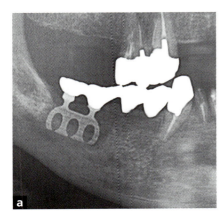 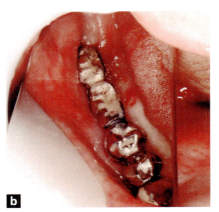 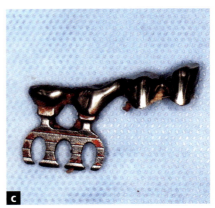

図2a　初診時のパノラマエックス線写真．　**図2b**　口腔内所見．　**図2c**　摘出したインプラント体と上部構造．

症例2　7部のブレードタイプインプラント除去症例

約25年前にブレードタイプのインプラント手術，および5を支台とした連結ブリッジの処置を受けた．術前のCTではインプラント体と上顎洞底までの距離は十分あり，上顎洞炎症状を認めなかったが，5の骨吸収が著明であった．同歯を含めインプラントを支台とした上部構造のブリッジ全体の動揺が著明であった．除去に際して骨削除の範囲が大きくなることを危惧し，また，頬側の骨隆起が認められたので，同部の切除を含め入院下で手術を計画した．除去手術は，上部構造のブリッジを鉗子で把持し，5の抜歯と一緒に容易に行い得た．抜歯部位とインプラント除去周囲の肉芽組織を掻爬・除去し，また頬側の骨瘤も除去し，骨整形した．上顎洞との交通は認めなかった（**図3，4**）．

症例2

図3a　パノラマエックス線写真．
図3b　口腔内所見．
図3c　インプラント体を摘出し，頬側の骨瘤を除去．
図3d　縫合後の所見．
図4　摘出したインプラント体と周囲の肉芽組織．

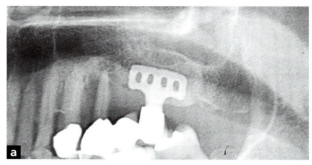
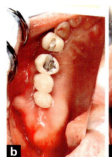
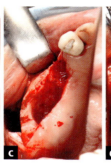
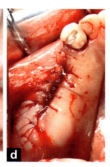
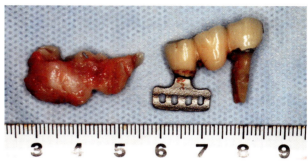

> **point**
> ①インプラント体除去の計画と使用器具について十分検討する．
> ②術前準備としてパノラマエックス線写真，CTなどの画像所見をよく観察する．
> ②除去に際しては，上顎洞・下顎管などとの解剖学的関係を把握しておく．
> ③除去後の補綴処置やインプラント再埋入の可能性を考慮する．

参考文献

1. 高森等．インプラント除去の実際．歯學 2003；90：15-22．
2. 菊谷武，鈴木章，包隆穂，稲葉繁，松下秀明，野村篤，高森等．脳梗塞後遺症により口腔衛生の自己管理が不可能となり歯科インプラントの除去が必要となった1症例．有病者歯科医療1995；4：27-30．
3. 日本歯科医学会・編．X 偶発症・合併症．歯科インプラント治療指針 2013：30-32．厚生労働省HP：(http://www.mhlw.go.jp/seisakunitsuite/bunya/kenkou_iryou/iryou/shika_hoken_jouhcu/dl/01-01.pdf) Accessed 2016, Aug 31.
4. 公益社団法人日本口腔インプラント学会・編．8 術中の偶発症・合併症発生時の対応．口腔インプラント治療とリスクマネジメント2015．東京：医歯薬出版 2015：17-19．
5. 公益社団法人日本口腔インプラント学会・編．XVII．インプラント治療におけるトラブルと合併症．口腔インプラント治療指針 2016 第2版．東京：医歯薬出版, 2016：65-69．
6. 阿部伸一．インプラント療法に必要な解剖学．日本歯科医師会雑誌 2012；65：1125-1132．
7. 阿部伸一，松永智，山本将仁，福田真之，山根茂樹，梅澤貴志，笠原正彰，口腔インプラント治療時に考慮すべき局所解剖：注意すべき日本人と欧米人との顎骨形態の差異．日口腔インプラント誌 2015；28：137-143．
8. Oh JS, Kim SG. Clinical study of the relationship between implant stability measurements using Periotest and Osstell mentor and bone quality assessment. Oral Surg Oral Med Oral Pathol Oral Radiol 2012；113：e35-e40.
9. Herrero-Climent M, Santos-García R, Jaramillo-Santos R, Romero-Ruiz MM, Fernández-Palacin A, Lázaro-Calvo P, Bullón P, Ríos-Santos JV. Assessment of Osstell ISQ's reliability for implant stability measurement : a cross-sectional clinical study. Med Oral Patol Oral Cir Bucal 2013；18：e877-882.
10. 寺本昌司，山羽徹，奥野幾久，平山富興・監著．インプラントのレスキューを求めて患者が来院したら．SAFE (Sharing All Failed Experiences) Troubleshooting Guide Volume 1 機械・構造的合併症編 他院からのインプラントトラブル患者レスキュー．東京：クインテッセンス出版2016：112-114．
11. 今村栄作．Ⅶ インプラント除去．インプラント併発症：予防と治療のポイント．東京：医学情報社，2011：203-221．
12. 田村暢章，竹島浩，谷口展子，田草川徹，山﨑大輔，原口茂樹，安田治男，嶋田淳．インプラント体が上顎洞内に迷入した4例．日口腔インプラント誌2007；20：471-476．
13. 添島正和，上田秀朗，矢野尚一，藤垣雅士，神村正人，山本勝己，城戸寛史，松浦正朗．ソケットリフト後にインプラント体が上顎洞へ迷入した3症例と文献的考察．日口腔インプラント誌 2011；24：603-610．
14. 肥後智樹，山元貴弘，西田尚武，和田卓馬，堤泰彦，山本学．上顎洞内に迷入したインプラントを内視鏡下鼻内手術により摘出した1例．日口腔インプラント誌2009；22：136-140．
15. 長島義之，吉永修，森永博臣，岡松加恵，山本勝己，森田雅之，城戸寛史，松浦正朗．他院で埋入後経過不良のためインプラントを撤去した症例の臨床的検討および撤去後の補綴処置について．日口腔インプラント誌2004；17：31-38．

section 3
インプラント周囲炎治療の文献的考察

　インプラント周囲炎という用語がMombelliらから報告されたのは1987年であるが[1]，治療法はその直後からケースレポートを中心に報告されてきている．当初から再生療法を含め，種々のアプローチが検討されているが，ケースシリーズあるいは比較対照研究の形式で，数多く報告されるようになったのは最近である．

　インプラント周囲病変(インプラント周囲粘膜炎・インプラント周囲炎)は細菌感染が原因であることから，治療は罹患部の細菌を除去し，炎症性病変の消退を図ることが第一となる．歯周病と病態が似ていることから，歯周病治療の系統的な治療手順が応用され，歯周基本治療に順じて，プラークコントロールの再指導，機械的清掃，抗菌療法，レーザー療法，外科療法が症例に応じて適応されてきた．

　しかし，いまだエビデンスに基づいたスタンダードな治療法はない．本稿では，インプラント周囲病変の治療法に対する文献的考察を試みる．

5-3-1 「インプラント周囲粘膜炎」に対する治療法

　通常，インプラント周囲粘膜炎は，病変部位が粘膜に限局されているため，天然歯における歯肉炎と同様に，インプラント周囲炎の前段階の病態と認識されている．実際，Löeら[2]がプラークと歯肉炎の因果関係を証明した口腔清掃の中止と再開の実験に似た研究が，インプラントでも検証されている．すなわちPontorieroら[3]は，Löeらと同様の実験的手法を用いて，ヒトにおいてもプラークによりインプラント周囲粘膜炎が発症することを証明した．またSalviら[4]は，インプラント周囲粘膜炎は歯肉炎と同様に縁上のプラークコントロールで改善する可能性を示唆した．

非外科的療法

　上述より，**インプラント周囲粘膜炎は，プラークコントロールの徹底を基本とした機械的清掃・研磨が主な治療法**となる．Langら[5]もインプラント周囲粘膜炎と歯肉炎の病因に根本的な差異はなく，どちらも非外科的療法で対応できると報告している．しかし，前述のSalviらの報告では，口腔清掃の再開後3週間のブラッシングのみでは，インプラント周囲粘膜の炎症は完全に改善しなかったと報告している．また，Heitz-Mayfield[6]は，ブラッシングによる口腔清掃に加え，手用スケーラーによる非外科的処置を行っているが，完全治癒には至らなかったことを報告している．さらに，Zitzmannら[7]も口腔清掃を中止した患者の天然歯とインプラント周囲軟組織のバイオプシー(生体材料検査)を施行して比較した結果，歯肉炎と比較して，インプラント周囲粘膜炎ではT細胞／B細胞の割合が有意に大きく，インプラント周囲では宿主応答の活性化がみられることを報告しており，歯肉炎のように容易な改善効果は得られていない．

化学的補助療法(殺菌剤療法，抗生剤療法)

　プラークコントロール，機械的清掃・研磨などの非外科的療法の付加的療法として，**化学的補助療法**(殺菌剤療法，抗生剤療法)が推奨されている[5,8,9]．これまでに**殺菌剤療法**としてはクロルヘキシジン・塩化セチルピリジ

ニウム(CPC)・EDTA・過酸化水素・クエン酸など，**抗生剤の全身投与**としてはテトラサイクリン・アモキシシリン・クリンダマイシン・オルニダゾール・メトロニダゾール，局所投与としてはミノサイクリン・ドキシサイクリン，さらに，**消毒薬**(Listerin®)による含嗽や，イリゲーション，フルマウスディスインフェクションも検証され，一定の効果が報告されている．しかし，これを否定する報告もあり，結論には至っていない[5,10]．すなわち，**現段階でのインプラント周囲粘膜炎の治療法としては，化学的補助療法を行っても付加的な効果は証明されていない**．

5-3-2 「インプラント周囲炎」に対する治療法

　インプラント周囲の炎症が進行し，プロービング深さが増加して歯槽骨吸収までいたった病変がインプラント周囲炎である．その治療のゴールは，歯周炎と同様に，日和見感染(主にグラム陰性嫌気性細菌)を抑制し，インプラント周囲の健康を維持するための局所環境と細菌叢を確立することにある．インプラント体の表面性状はサンドブラスト・酸エッチング法などにより粗造な状態となっており，骨との結合には有利であるが，病変が及ぶとバイオフィルムの形成が生じやすく，除去されにくい．さらに，インプラント周囲炎も歯周炎と同様に慢性化し，罹病期間が長くなればインプラント表面の汚染や周囲組織の破壊も進み，感染に対する免疫応答が天然歯に比較して不完全であることもあり，治療に対する反応性が低下すると考えられている．よって，できるだけ早期に，適切に治療するべきである．

非外科的療法

①化学的療法の併用療法

　インプラント周囲炎に対する非外科的治療は，歯周病治療の基本治療に順ずるように，外科治療の前段階として必須のものである．しかし，特別に設計されたカーボンファイバーキュレットや超音波器具や純チタン製の器具を使用した機械的除去療法が報告されているが，その効果は限定されている[11,12]．

　また，種々の抗生剤を局所投与することにより，プロービングによる出血(BOP)やプロービングポケットデプスなどの臨床的指標は改善されるが，病変が完全に治癒することはないことが報告されている[13]．同様に，種々の抗生剤療法の全身投与，およびイリゲーションの併用療法に関しても有効性の結論は出ていない[14]．

②レーザー療法，air abrasion 療法

　現在，**インプラント周囲炎の非外科的療法として一般的に使用されるレーザーは Er:YAG レーザーであり，歯石除去，感染インプラント表面のデブライドメントが可能であることが報告されているが，有効であるとの報告は限定**されている[15]．さらに近年，重炭酸ナトリウムを主成分とするポリッシングパウダーを用いた air abrasion の応用が，Er: YAG レーザーやカーボンキュレットによる機械的療法と比較され，BOP が著明に減少することが報告されているが，パウダー中に含有されている研磨成分のシリカ(Si)がインプラント表面に強固に付着残留するため，再骨結合には不利になるとも報告されている[16]．

　このように，非外科的療法は，インプラント表面の汚染物質の除去(decontamination)方法として，インプラント周囲粘膜部の炎症の軽減に有効である．しかし，たとえ種々の decontamination 方法を試みたとしても，インプラント周囲炎を非外科的療法で完全に制御することには限界があることが示唆されている．したがって，**現時点ではインプラント周囲炎の治療には外科的療法が第一選択**となる．

外科的療法

　外科的療法には，汚染されたインプラント体表面を露

出させるアクセスフラップ療法や歯肉弁根尖側移動術（水平性歯槽骨吸収，審美領域は不可），再生療法（垂直性歯槽骨欠損など）が行なわれる．

とくに後述する再生療法では，汚染されたインプラント体表面の除染方法により再骨結合の成否が左右される．純チタン製キュレットによるポケット掻爬，レーザー，air abrasion による処置法が報告されているが，今後の研究成果が望まれる．**再生療法では，主に自家骨とメンブレンの併用がスタンダードになっている．**

①アクセスフラップ療法とインプラント体表面の decontamination

インプラント周囲炎の外科的療法を行なう場合，まずインプラント周囲の粘膜骨膜弁を剥離，純チタン製のキュレットを用いて肉芽の掻爬を行い，汚染されたインプラント体を露出させる．この際，予後に影響を与える重要な要素としてインプラント表面汚染に対する decontamination の手法が挙げられる．すなわち，**インプラント汚染表面の回転器具での削除，ハンドスケーラーの使用，超音波スケーラーの使用，リン酸やクエン酸での表面処理，レーザー照射，air abrasion による表面処理**がある．

このなかでアクセスフラップ療法とインプラント体のスレッド削除の併用療法は，非審美的エリアでは有効であるとされてきた．しかし，**アクセスフラップ療法とインプラント体のスレッド削除の併用療法により嫌気性細菌は短期間著明に減少するが，臨床結果は出ていない**[17]．

②再生療法

クレーター状の骨欠損で，とくに審美領域のインプラント周囲炎には再生療法が求められる．これには骨移植と GBR（guided bone regeneration）膜併用かどうかにかかわらず，多くの種類の移植，または GBR 法のみ（メンブレンのみ）の応用が，骨の再生・再オッセオインテグレーションのために行われてきた．たいていの臨床結果は良好であるが，膜の露出などの不成功例も報告されてきた[18]．また，露出したインプラント表面の性状が，バイオフィルム形成，術後の再発・治癒に影響を与えることも報告されている[19]．

一般的な方法は，インプラント汚染表面を機械的に回転器具でスムーズにし，生理的食塩水で洗浄・乾燥後，化学的に（クエン酸，テトラサイクリン，塩酸，クロラミン，過酸化水素，塩化ナトリウム，EDTA，クロルヘキシジンで）清掃（decontamination）して，自家骨・異種骨（BioOss®）を移植する再生療法である．**臨床的・エックス線的に良好な結果が得られているが，骨欠損部の完全な回復はまれである**[14,20]．**種々の移植材料と GBR 膜の併用が，多数の研究で適用されているが，GBR 膜併用の有意性はない．**

外科療法時のレーザー・air abrasion による decontamination が報告され，切除療法・再生療法ともに臨床結果は良好であるが，エビデンスはまだ弱い[22]．

表1 累積的防御療法（cumulative interceptive supportive therapy: CIST）．このプロトコルの特徴は，プロービングポケットデプス，プラーク指数，BOP，エックス線写真による骨吸収，動揺について，それぞれの臨床パラメータの評価結果の組み合わせにしたがい，A～D の4つの治療カテゴリーが設定されているところにある．

PD(mm)	PI	BOP	エックス線学的骨吸収(mm)	動揺	CIST 分類	細菌検査[†]
≦3	−	−	−	−	治療不要	
	+	+	−	−	A	※
4～5	+	+	−	−	A+B	※
≧6	+	+	≦2	−	A+B+C	※※
	+	+	≧3	−	A+B+C+D	※※
	+	+	≧3	+[‡]	E	

A：機械的なプラーク除去＋研磨，B：殺菌剤による洗浄，C：局所的・全身的抗菌薬療法，D：外科処置（切除・再生），E：除去
†：歯周病ハイリスク患者に適応，‡：疼痛・不快症状を伴う
（※：歯周病原細菌のモニタリングと ST 間隔の決定，※※：抗菌療法を行う場合）

いずれにしても，骨欠損形態が臨床結果に非常に重要である[22]．

化学的 decontamination の物質はどれかがすぐれているというわけではない．

よって，骨欠損形態により，切除療法か再生療法かを選択することになる．現在，再生療法と，インプラント表面デブライドメントと，decontamination 単独療法の比較研究報告は現在存在せず，再生療法の長期臨床結果も限られたものである[16,20]．

まとめ

上述の文献をまとめると，インプラント周囲粘膜炎・周囲炎では，歯周病と違い，現時点では非外科的療法・外科的療法ともに予知性のあるものではない．しかし，いろいろな治療法が提案されてきており，今後はいかに長期的に安定した状態を維持できるかの検証が必要となる．

現在，プラークの存在，インプラント周囲のプロービングポケットデプス，プロービングによる出血(BOP)の有無，排膿の有無，エックス線による骨吸収を指標にした累積的防御療法(cumulative interceptive supportive therapy, CIST)[23]が普及している(**表1**)．進行程度に応じて，累積的に組み合わされた治療法を選択していくべきであろう．

参考文献

1. Mombelli A, van Oosten MA, Schurch E Jr, Land NP. The microbiota associated with successful or failing osseointegrated titanium implants. Oral Microbiol Immunol 1987；2(4)：141-151.
2. Loe H, Theilade E, Jensen SB. Experimental gingivitis in man. J periodontal 1965；36：177-187.
3. Pontoriero R, Tonelli MP, Carnevale G, Mombelli A, Nyman SR, Lang NP. Experimentally induced peri-implant mucositis：A clinical study in humans. Clin Oral Implants Res 1994；5(4)：254-259.
4. Salvi GE, Aglietta M, Eick S, Sculean A, Lang NP, Ramseier CA. Reversibility of experimental peri-implant mucositis compared with experimental gingivitis in humans. Clin Oral Implants Res 2012；23(2)：182-190.
5. Lang NP, Bosshardt DD, Lulic M. Do mucositis lesions around implants differ from gingivitis lesions around teeth? J Clin Periodontol 2011；38(Suppl 11)：182-187.
6. Heitz-Mayfield LJ, Salvi GE, Botticelli D, Mombelli A, Faddy M, Lang NP. Implant Complication Research Group. Anti-infective treatment of peri-implant mucositis：a randomized controlled clinical trial. Clin Oral Implants Res 2011；22(3)：237-241.
7. Zitzmann NU, Berglundh T, Marinello CP, Lindhe J. Experimental peri-implant mucositis in man. J Clin Periodontol 2001；28(6)：517-523.
8. Thöne-Mühling M, Swierkot K, Nonnenmacher C, Mutters R, Flores-de-Jacoby L, Mengel R. Comparison of two full-mouth approaches in the treatment of peri-implant mucositis：a pilot study. Clin Oral Implants Res 2010；21：504-512.
9. Ji Y-J, Tang Z-H, Wang R, Cao J, Cao C-F, Jin L-J. Effect of glycine powder air-polishing as an adjunct in the treatment of peri-implant mucositis：a pilot clinical trial. Clin Oral Implants Res 2014；25：683-689.
10. Leonhardt A, Adolfsson B, Lekholm U, Wikström M, Dahlén G. A longitudinal microbiological study on osseointegrated titanium implants in partially edentulous patients. Clin Oral Implants Res 1993；4(3)：113-120.
11. Karring ES, Stavropoulos A, Ellegaard B, Karring T. Treatment of peri-implantitis by the Vector system. A pilot study. Clin Oral Implants Res 2005；16：288-293.
12. Renvert S, Samuelsson E, Lindahl C, Persson GR. Mechanical non-surgical treatment of peri-implantitis：a double blind randomized longitudinal clinical study. I：clinical results. J Clin Periodontol 2009；36：604-609.
13. Machtei EE, Frankenthal S, Levi G, Elimelech R, Shoshani E, Rosenfeld O, Tagger-Green N, Shlomi B. Treatment of peri-implantitis using multiple applications of chlorhexidine chips：a double-blind, randomized multi-center clinical trial. J Clin Periodontol 2012；39：1198-1205.
14. Khoury F, Buchmann R. Surgical therapy of peri-implant disease：a 3 year follow up study of cases with 3 different techniques of bone regeneration. J Periodontol 2001；72：1498-1508.
15. Schwarz F, Bieling K, Nuesry E, Sculean A, Becker J. Clinical and histologic healing pattern of peri-implantitis lesions following non surgical treatment with an Er:YAG Laser. Lasers Surg Med 2006b；38：663-871.
16. Sahm N, Becker J, Santel T, Schwartz F. Non-surgical treatment of peri-implantitis using an air-abrasive device or mechanical debridement and local application of chlorhexidine：a prospective, randomized, controlled clinical study. J Clin Periodontol 2011；38：872-878.
17. de Waal YCM, Raghoebar GM, Huddleston Slater JJR, Meijer HJA, Winkel EG, van Wiinkelhoff A. Implant decontamination during surgical peri-implantitis treatment：a randomized, double-blind, placebo-controlled trial. J Clin Periodontol 2013；40：186-195.
18. Renvert S, Polyzois IN. Clinical approaches to treat peri-implant mucositis and peri-implantitis. Periodontology 2000 2015；68：369-404.
19. Teughels W, Van Assche N, Sliepen I, Quirynen M. Effect of material characteristics and or surface topography on biofilm development. Clin Oral Implants Res 2006；17(Suppl. 2)：68-81.
20. Roos-Jansåker AM, Lindahl C, Persson GR, Renvert S. Long term stability of surgical bone regenerative procedures of peri-implant lesions in a prospective case-control study over 3years. J Clin Periodontol 2011；38：590-597.
21. Schwarz F, Hegewald A, John G, Sahm N, Becker J. Four year follow up of combined surgical therapy of advanced peri-implantitis evaluating two methods of surface decontamination. J Clin Periodontol 2013；40：962-967.
22. Schwarz F, Sahm N, Schwarz K, Becker J. Impact of defect configuration on the clinical outcome following surgical regenerative therapy of peri-implantitis. J Clin Periodontol 2010；37：449-455.
23. 非特定営利活動法人日本歯周病学会・編．6 インプラント周囲炎に対する処置．In：歯周病患者におけるインプラント治療の指針2008．日本歯周病学会，2009：33-36.

# PART 4
インプラント周囲炎へのレーザーの応用

PART 4　インプラント周囲炎へのレーザーの応用

CHAPTER 6
インプラント周囲粘膜炎・周囲炎のレーザー治療テクニック

インプラント周囲粘膜炎・周囲炎の，レーザー治療の適応症，機種の選択，パラメーター，併用療法について解説する．

インプラント周囲粘膜炎・周囲炎の治療の研究は決して十分ではなく，レーザーを使用した研究はさらに少ない[1〜4]．そのなかから有益な情報を手がかりに臨床が行われている．とくに，インプラント体に及ぼすレーザー光の作用（**図1**）は，臨床応用での重要な指針である．

注意が必要なのは，たとえば半導体レーザーの照射は，約10秒足らずでインプラント体の温度が10度以上上昇するという．また，ほとんどの研究で使用されたレーザーチップは，イニシエーション（コルクや色紙を用いてチップ先端を加工すること）されていないクリーンチップ先端を使用し，インプラント体に定点接触照射した場合の結果であり，実際の臨床でこのような照射がされることはない[5]．それでも，フラップを開けて露出したインプラント粗造面の殺菌と称して同様な照射がなされないとも限らない．ゆえに，使用するレーザー機器に応じた術式は，基礎研究から得られた情報に基づいて決定されなけ

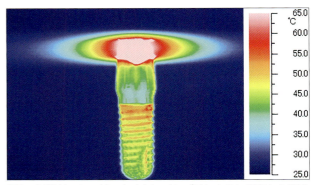

図1　炭酸ガスレーザーをチタンインプラント体に照射した際のサーモグラフィー．出力は連続波3W．炭酸ガスレーザーを連続波3Wで使用すると，短時間でインプラント体の温度上昇が起こる．また，鏡面研磨面での変性は起こしにくいが，インプラント体粗造面で表面変性を起こすことが知られている．＊篠木毅氏（埼玉県開業）のご厚意による

ればならない．**表1**に，インプラント周囲粘膜炎・周囲炎にレーザーを使用する利点と欠点を整理した．

表1　インプラント周囲粘膜炎・周囲炎にレーザーを使用する利点と欠点．

利点	欠点
■光殺菌効果を期待できる． ■レーザー光は直進する光であるが，インプラント体粗造面で屈折反射が起こり，機械的清掃の及ばない表層下内部に到達し，殺菌効果を得る可能性がある． ■組織活性化効果を期待できる． ■Er: YAGレーザーはインプラント体に付着するバイオフィルムや歯石を蒸散できる． ■インプラント周囲軟組織の切開蒸散が容易である．	■臨床応用されるにあたり，いわゆるエビデンスが十分であるといいがたい． ■インプラント周囲粘膜炎・周囲炎にレーザーを使用する一般的な社会的コンセンサスが得られているといいがたい． ■インプラント体への照射は，許認可を受けているレーザー機器の使用適応範囲外である． ■各レーザー機器・各チップ類のチップ先端から照射されるエネルギー密度や，ビームプロファイルが，術者に正確に把握されているとは限らないため，適正な照射がされているかの判断が困難である．

CHAPTER 6 インプラント周囲粘膜炎・周囲炎のレーザー治療テクニック

section 1
インプラント周囲粘膜炎

6-1-1 インプラント周囲粘膜炎の検査

　インプラント周囲粘膜炎の検査には，歯と同様にプロービングが検査の方法として推奨されている．しかし，インプラント補綴物と粘膜上皮の付着は歯と比べて極めて弱いため，弱圧でのプロービングが必要であるとされている[6]．インプラント補綴物は，実際の歯と違い，縁上歯冠形態から歯肉縁下インプラント頸部まで急激なS字プロファイルが付与されていることが多く，プロービングが正確に行われない場合がある（**図2**）．臨床では，清掃時にナイロンブラシやフロスを使用したときの出血の有無（**図3**），濡らした綿球で周囲粘膜を圧迫した出血・排膿の有無の確認，周囲歯肉の発赤および腫脹の視診，が極めて重要な検査として行われる．

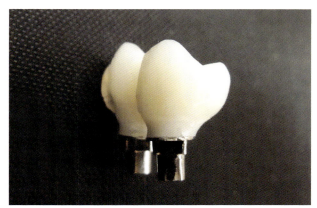

図2　他医院で6か月前に装着された上部構造．歯肉の退縮およびインプラント体頸部の不適合で除去．とくに，口蓋側の歯肉縁下のプロファイルに注目．セメント固定であれば，頰側とともにプロービングが困難であることがわかる．

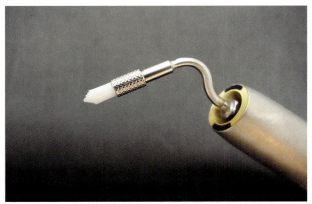

図3　超音波洗浄用のナイロンブラシ．注水下で使用することで，インプラント体および上部構造のプラーク除去に有用である．

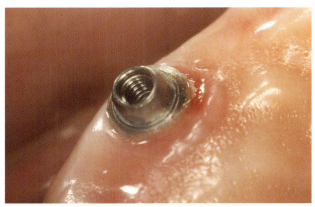

図4　術者可撤式スクリュー固定の上部構造を除去したインプラント体．口蓋側近心隅角部はブラッシングの困難な部位であり，プラークの停滞，局所的な発赤，軽度の腫脹がみられる．超音波ナイロンブラシを使用し，プラークの除去，抗生剤の局所塗布で炎症のコントロールを行う．Er:YAGレーザーでインプラント体洗浄を行うこともあるが，他波長のレーザーを使用する根拠は少ない．

インプラント上部構造がインプラント体とスクリュー固定されている場合は，スクリュー固定を緩め，上部構造を除去すると，炎症の状態の検査が容易である（**図4**）．インプラント体が目視できるので，弱圧から口圧のエアーをインプラント体と粘膜の境に吹き付けることで付着の状態が観察される．デンタルエックス線写真は，インプラント体と上部構造の適合状態を把握する検査として有用である（**図5〜13**）．

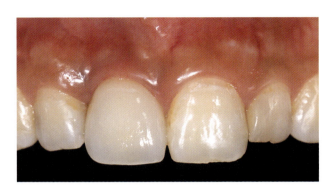

図5 1|の補綴を終了したインプラント修復．歯肉のラインも適切で炎症もみられない．審美性を考慮し，インプラント体にソリッドコアを装着のうえ，メタルセラミッククラウンをセメント合着している．

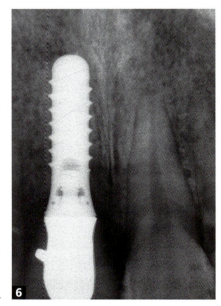 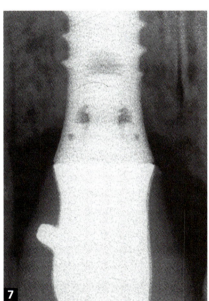

図6 同症例のデンタルエックス線写真．骨縁のライン，上部構造の適合などに，とくに問題はないようにみえる．

図7 同デンタルエックス線像の拡大像でインプラント体と上部構造の適合を観察．わずかにギャップのようなラインが観察される．また，近心歯頸部に取り残した合着用セメント様の不透過像も確認できる．エックス線写真は，デジタル化して拡大することで詳細な情報を得ることができる．インプラント補綴のマージンは歯肉縁から約4mm程度に設定されることもあるので，セメント合着では，適合の確認やセメントの撤去が，スクリュー固定の術者可撤式上部構造に比べ困難である．

CHAPTER 6　インプラント周囲粘膜炎・周囲炎のレーザー治療テクニック

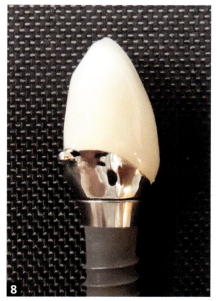 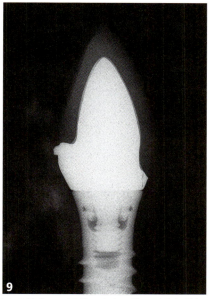 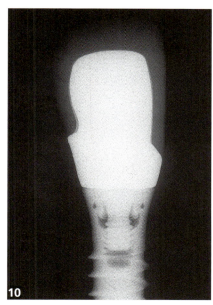

図8　セメント合着式上部構造．インプラント体との適合で，目視できるほどの不適合がある．
図9　同補綴物の隣接面エックス線写真．やや不適合であることがわかる．
図10　同補綴物の頬側面エックス線写真．前述臨床例の拡大エックス線写真に類似したマージン不適合像がみられる．マージンが歯肉縁下深くに設定されるインプラント審美修復では，スクリュー固定の術者可撤式上部構造，あるいはスクリュー固定の内冠を使用し，セメント合着部位は歯肉縁直下に設定するのが望ましい．

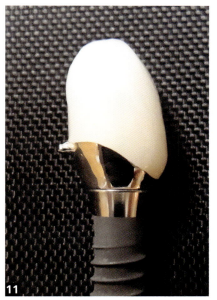 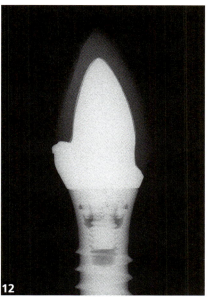 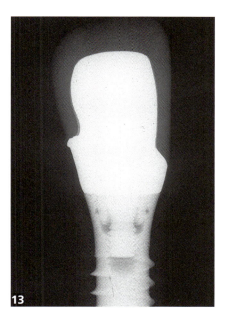

図11　いわゆるパッシブフィットをしているスクリュー固定術者可撤式の上部構造．
図12　同補綴物の隣接面エックス線写真．
図13　同補綴物の頬側面エックス線写真．**図10**に比べると適合状態はよい．しかしながら，臨床でのエックス線写真はマージンに対して直角に撮影されるとは限らない．上下左右からのフリ角度によって，マージンの不適合像の見え方に変化するため，注意が必要である．

6-1-2 レーザーを用いたインプラント周囲粘膜炎の治療

　ほとんどのインプラント周囲粘膜炎は，炎症の原因を特定して除去することで治癒する[7]．**セメント合着時の合着材の取り残し，インプラント体と上部構造の粘膜下での不適合，プラークの堆積，バイオフィルムの形成，咬合，口呼吸，唾液の減少，全身疾患由来，などの原因の究明と対策を行う**[8]．これらの原因究明と除去を行わずとも，レーザー照射による殺菌効果と組織活性化効果で一時的に炎症が治まることがあるので，注意が必要である．セメント合着されたインプラント上部構造に比べ，術者が撤去できるスクリュー固定の術者可撤式の上部構造のほうが検査や処置が格段に容易である．

　インプラント周囲粘膜炎の治療にレーザーを使用するメリットは少ない[9]が（**図14～16**），インプラント周囲粘膜の歯肉腫脹部位の歯肉整形は，ブラッシングの効果を早期に収得できるので，**レーザーを用いた歯肉整形術は有用**である．

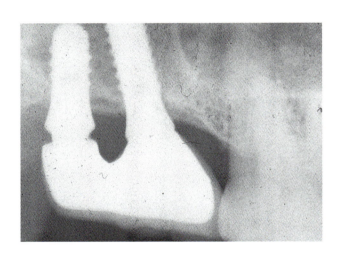

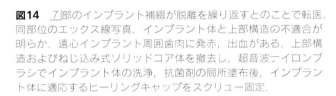

図14 ⏌7部のインプラント補綴が脱離を繰り返すとのことで転医．同部位のエックス線写真．インプラント体と上部構造の不適合が明らか．遠心インプラント周囲歯肉に発赤，出血がある．上部構造およびねじ込み式ソリッドコア体を撤去し，超音波＋ナイロンブラシでインプラント体の洗浄，抗菌剤の局所塗布後，インプラント体に適応するヒーリングキャップをスクリュー固定．

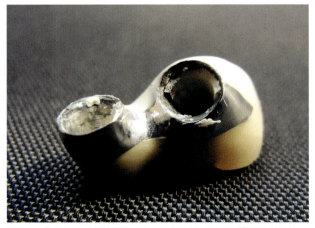

図15 撤去した上部構造．はみ出したセメントが観察される．歯肉縁から深くマージン設定されたセメント合着によるインプラント補綴は，縁下の急激なＳ字形態にもはばまれ，余剰セメントの除去は非常に困難である．上部構造をヒーリングキャップに替え，1週間後には発赤・出血は消失した．

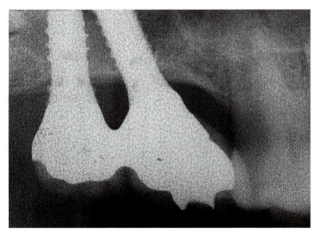

図16 同症例．患者の了解を得て，スクリュー固定の術者可撤式上部構造に変更後のエックス線写真．**図13**同様に適合が極めてよいようにみえる．また，スクリュー固定の術者可撤式上部構造にすることで，今後のメインテナンスが容易になった．インプラント周囲粘膜炎は原因の除去により炎症が治まることが多い．あえてレーザーを使う根拠は少ない．

6-1-3 レーザーを用いたインプラント周囲粘膜炎の歯肉整形術の術式

検査によりインプラント補綴物周囲に清掃不良による歯肉の腫脹を認めた場合に，適正な歯肉形態に整形する術式のフローを示す．

①術式についてインフォームドコンセントを得る

レーザーを使用する利点と他の方法を提示，同意を得て，同意書を作成．

②超音波のナイロンブラシやフロスなどを用いて患部のプラーク，バイオフィルムの除去を行う（図17）

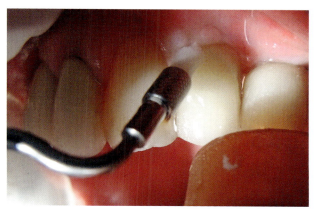

図17 超音波ナイロンブラシはインプラント補綴のメインテナンスに極めて有用である．デンタルフロスは，ワックスが歯肉縁下の修復物に粘着するのを避けるため，ノンワックスタイプを使用するが，とくに意図はない．

染色液の使用は有効である．術野および周囲組織は薬液で殺菌消毒しておく．

③必要に応じて麻酔を行う

麻酔すると，セメント合着された上部構造の縁下をプローブやキュレットで検査することが容易になる．合着材の取り残しの除去や，デンタルエックス線検査で判断できない頬舌側マージンの適合の検査を行うとよい．

④レーザーを用いて歯肉整形を行う

各レーザーに共通する注意点は，**レーザー光をインプラント体や補綴物に向けない，できるだけ歯肉と接触照射を行う，過照射を避ける**，ことである．

各波長のレーザーごとの注意点は，つぎのとおりである．

炭酸ガスレーザー

炭酸ガスレーザーは，接触照射は難しいが，非接触照射であっても，フィンガーレストを用いてフリーハンド照射はしない．歯肉縁にインプラント体や上部構造の金属が露出する補綴物の場合，**鏡面研磨面ではレーザー光が反射して思わぬ誤照射や周囲軟組織への過照射が起こる**ので，注意する．出力は切開蒸散が十分可能な範囲で低い出力を選択．使用機器によるが，間接導光方式の炭酸ガスレーザーであれば，レーザー光のフォーカスポイントをずらさなければ，**平均出力1W前後（パネル表示）**で十分な切開蒸散が可能．使用機器のフォーカスポイントまでの距離を把握しておくことが肝要．連続波よりもパルス波を用いることで精密かつ熱変性の少ない処置が容易になる．

炭酸ガスレーザー使用者は，レーザーの組織活性化効果を期待して，むやみに広範囲に手早く照射する傾向があるが，本術式ではレーザー光を振り回す照射ではなく，歯肉形態を適正に整形することを目的とし，精密な形態修正のための蒸散を心がけると，術後の回復も早い．

Er: YAG レーザー

Er: YAG レーザーでは，注水・非注水のいずれの選択でも可．注水下では術中に術野の観察が容易だが，非注水下の蒸散で術中術後の出血が少なくなる傾向がある．チップ先端は軟組織に接触照射する．出力は，切開蒸散が十分可能な範囲で低い出力を選択．使用機器およびチップの形態によるが，$600\mu m$径フラットエンド湾曲石英チップの使用であれば，**注水下で20Hz，60mJ，非注水下で20Hz，40mJ（パネル表示）**程度[10]．歯肉切除用の円錐形の先端チップも使用しやすい（**図18，19**）．

PART 4　インプラント周囲炎へのレーザーの応用

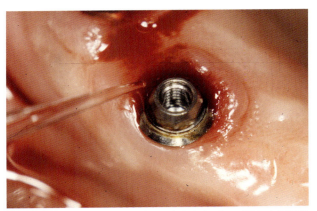

図18　典型的な周囲歯肉の腫脹をともなうインプラント周囲粘膜炎の歯肉整形術．インプラント体周囲歯肉に発赤，出血，歯肉腫脹がみられる．原因はプラークの停滞．Er：YAGレーザーで歯肉整形を行い，清掃のしやすい環境を整える．先端が円錐形のチップを使用しているが，先端径が600μm以上で注水下60mJ（パネル表示）以下であれば，おおよその先端チップが安全に使用できる．

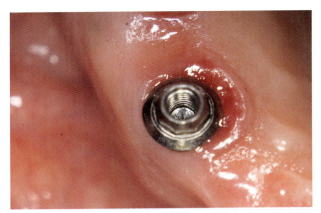

図19　同部位術後1年1か月後の状態．口蓋側近心隅角部に若干の発赤が観察されるが，弱圧のプロービングで出血はない．定期的なプロフェッショナルクリーニングと患者指導が重要である．

Er：YAGレーザーのエネルギーは陶材を透過する．**透過したエネルギーは合着材や金属に吸収され，合着材の破壊，インプラント体を含む金属を加熱するので注意**[11]．

Nd：YAGレーザー

Nd：YAGレーザーのチップ先端は，イニシエーションを行い，軟組織に接触照射する．**歯肉縁にインプラント体や上部構造の金属が露出する補綴物の場合，チップの接触で金属を溶解変性させるので，Nd：YAGレーザーの使用は避ける**のが望ましい[12]．使用機器によるが，Nd：YAGレーザーのエネルギーは発赤歯肉によく吸収するので，**20Hz，80mJ（パネル表示）**程度で十分な切開蒸散が可能．切開蒸散が十分可能な範囲で低い出力を選択する．

半導体レーザー

半導体レーザーのチップ先端はイニシエーションを行い，軟組織に接触照射する．通常の使用であればインプラント体を過度に加熱することはないが，レーザー光の方向に十分留意して軟組織への接触照射を心がける．半導体レーザーは連続波2W程度で歯肉切除が行われることが多いが，インプラント周囲粘膜では**パルス波，平均出力0.8W～1.2W**程度で切開蒸散を行い，必要に応じて出力を上げるとよい．

その他の波長の外科用レーザー

3μm付近の波長のレーザーは，Er：YAGレーザーの術式に準ずる．

半導体レーザーに代表される可視光線域から近赤外線域までの波長のレーザーは，半導体レーザーの術式に準ずる．ただし，可視光線域の外科用レーザーを使用したインプラント体への影響の研究は少ないので，レーザー光がインプラント体に向かないように十分注意する必要がある．

波長9.3μmの炭酸ガスレーザーは，10.6μmの炭酸ガスレーザーとは発振形態が大きく異なるため，独自の術式にしたがわなければならない．

近赤外線域のフリーランニングパルス発振の外科用レーザーは，Nd：YAGレーザーの術式に準じる．

⑤術後指導，必要に応じて投薬を行う

刺激性の飲食を避ける，術野のブラッシングを避ける，術野に接触しない，安静にする，など，通常のレーザー治療後の術後指導を行う．ほとんどの場合，消炎鎮痛剤や抗生剤の投与の必要はないが，病歴などで投薬の判断を行い，必要に応じて投薬を行う．ペリオドレッシングが必要となることはない．

⑥適正な間隔で術後評価を行う

術直後に歯肉形態・止血を評価・確認する．通常は1日後の術野の観察，消毒，治癒経過の評価を行い，必要

CHAPTER 6 インプラント周囲粘膜炎・周囲炎のレーザー治療テクニック

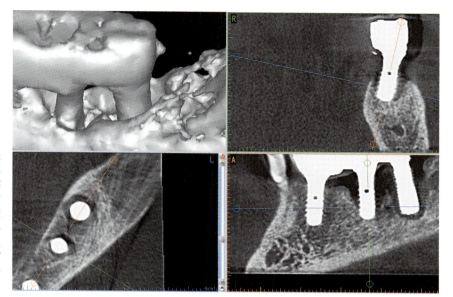

図20 下顎左側臼歯部インプラント周囲炎のコーンビームCT像（以下，CT像）．他医院で定期的な検診を受けているが，家族の紹介で転医．前医院では出血・排膿の訴えに対し，レーザーによる組織活性化と称した処置を繰り返しており，まだ大丈夫といわれていた．使用されていたレーザーは，聞き取りにより炭酸ガスレーザーの周辺歯肉へのランダムな照射と判明．CT像を用いてレーザーでは治らないと説明．

に応じて投薬・局所薬の塗布などを行う．1週間後，術野は新生上皮で覆われていることを確認し，プラークコントロールなどの指導を行う．3〜4週でインプラント周囲粘膜炎の評価を行う．改善がない場合は，炎症の原因が除去されていないと判断し，補綴物の不適合や合着材の取り残しなどに見落としがないか精査を行う．必要に応じてCBCT（歯科用コーンビームCT）の撮影は有効である（**図20**）．

　以上が，レーザーを使用したインプラント周囲粘膜炎に起因する炎症性腫脹歯肉の整形術の術式である．また，降圧剤などの薬剤の影響で歯肉が増殖し，清掃不良を起こした場合などは，上記のように歯肉整形を行う必要がある．このような増殖歯肉は線維質であることが多く，整形には波長によって前述の術式に記した出力よりも高い出力が必要となる．

6-1-4 インプラント周囲粘膜炎におけるインプラント周囲溝へのレーザー照射

　歯肉炎の治療にポケット内へのレーザー照射はよく行われる処置である（**図21**）．ポケット内の殺菌，組織活性化効果の期待，ポケット内上皮の蒸散を，主な目的として照射される[13]．しかしながら，インプラント周囲粘膜炎の周囲溝へのレーザー照射は，臨床応用されるエビデ

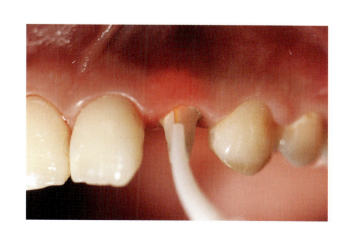

図21 Nd:YAGレーザーの歯肉溝内照射．赤色のガイド光が広く拡散しているのが透過して観察される．レーザー光は，組織に照射されるとチップ先端から広く拡散することがうかがえる．ただし，レーザー光1064nmとガイド光655nmの組織透過率や拡散の程度は異なるので，ガイド光と実際に照射されている範囲に相違があるので注意．

PART 4　インプラント周囲炎へのレーザーの応用

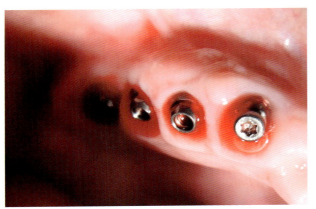

図22　上顎無歯顎のインプラント補綴にみられるインプラント周囲粘膜炎．術者可撤式上部構造を外すと，出血がある．インプラント体を清掃後に適合するヒーリングキャップをはめておけば，1週間程度で治癒すると思われるが，その間，暫間義歯の装着が余儀なくされる．患者の希望により，定期的なプロフェッショナルクリーニングのみで10年以上この状態であるが，インプラント周囲炎には移行していない．また，通常のブラッシングでの出血はない．

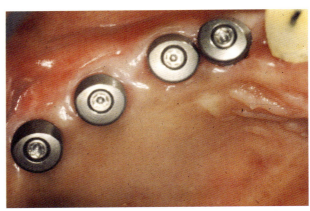

図23　別症例で同様の出血に対してヒーリングキャップを装着．1週間後には炎症は消失している．レーザーを使用する必要はない．このように1週間補綴物がない状態で問題がなければ，スクリュー固定の術者可撤式補綴のインプラント周囲粘膜炎の治療は比較的容易である．

ンスが十分とはいえない[14]．歯肉炎と同様にとらえて，**なんとなくインプラント周囲溝内にレーザーを照射するのは推奨される処置ではない**．とくに，インプラント頸部が骨レベルで，スクリュー固定の術者可撤式上部構造を有するインプラント周囲粘膜炎であれば，ポケットという概念も当てはまらない．周囲溝内にレーザーを照射する以前に，上部構造を外し，清掃・殺菌消毒を行えば炎症は軽減する（**図22，23**）．

ところで，インプラント体のコアアバットメントにセメント合着された上部構造は，インプラント補綴の利点，つまり生体に付着する根部（インプラント体）から歯冠部を撤去できるために，長期的なメインテナンスが容易である，というインプラント補綴ならではの利点を損なうことにほかならない．しかし，審美的・経済的・補綴的な事由（咬合面アクセスホールの位置など）で，セメント合着が選択されることもある（**図24～26**）．

このように，あたかも天然歯補綴に類似したインプラント補綴の治療に，天然歯と同様のポケット内照射を試

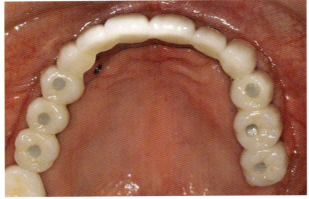

図24　上顎はアクセスホールの審美的な阻害が少ないので，メインテナンスを考慮して，積極的にスクリュー固定の術者可撤式補綴を選択している．

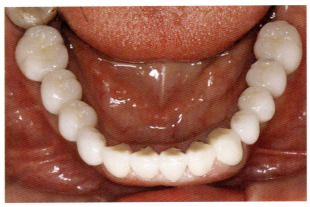

図25　下顎は審美性を考慮し，アクセスホールのないセメント合着が選択されることが多い．

みるのはごく自然な考え方ではあるが，歯とインプラントの周囲溝の様相は大きく異なる．歯の補綴に比べインプラント補綴では，歯冠歯頸部径とインプラントネック径の差異が著しく異なることが多い．あるいは，円形のインプラントネックと歯冠歯頸部形態のギャップの補正に，歯肉縁下の形態は，いわゆるハーフポンティック状となり，天然歯補綴のようなスムーズな移行ではないことが多い．そこに，レーザーファイバーを入れるのには多少の無理が生じる．また，歯のポケット内の歯根と軟組織の付着と，インプラントのポケット内の付着も異なるため，ファイバーの挿入深度の指針が不足していることも否めない．

現時点では，**インプラント周囲粘膜炎におけるインプラント周囲溝へのレーザー照射は，積極的な照射ではなく，従来法に付随した補助的な処置にとどめ**，非外科的療法として殺菌・組織活性化を期待する照射にとどめることで，インプラント周囲軟組織の退縮，インプラント

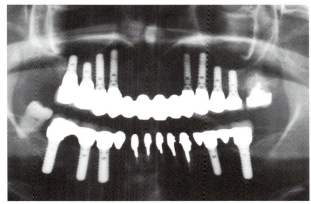

図26 同症例のパノラマエックス線写真．

体の過度の加熱による腐骨の形成やオッセオインテグレーションの喪失などの予期せぬ事故を回避する．このような**非外科的処置には，半導体レーザーやLEDを使用した抗菌PDT(a-PDT)療法は，補助的処置として極めて安全**であると考えられる．

6-1-5 インプラント周囲粘膜炎におけるインプラント周囲溝へのレーザー照射の術式

①術式についてインフォームドコンセントを得る

レーザーを使用する利点と他の方法を提示，同意を得て同意書を作成．

②超音波のナイロンブラシやフロスなどを用いて患部のプラーク，バイオフィルムの除去を行う

染色液の使用は有効である．術野および周囲組織は薬液で殺菌消毒しておく．

③非外科的なインプラント周囲溝内へのレーザー照射，抗菌PDT療法

確実な効果が実証されているわけではないが，このような非外科的処置に半導体レーザーやLEDを使用した抗菌PDT療法は，補助的処置として，下記の外科用レーザーに比べて，極めて安全であると思われる[15,16]．ただし，インプラント体への影響に関する知見はない．おそらく非侵襲的であるという推測のもと，患者の同意と術者の独自の判断で行われる確証のない処置であることに留意し，効果が期待できるというスタンスで，過照射を回避することが望ましい[17]．

炭酸ガスレーザー

炭酸ガスレーザーはインプラント周囲溝へのアプローチに不向きである．インプラント上部構造を外した状態であれば上部構造と接触する軟組織に照射を行う．露出するインプラント頸部は鏡面研磨されており，レーザー光が反射して危険であるので，十分な安全対策を講じなければならない．出力は，**非接触デフォーカス照射，パルス発振，平均出力0.5W以下，5秒以内**で照射を完了する．**組織に白濁変性斑点が出るようであれば**，エネル

ギー密度が高すぎ，過照射である．インプラント周囲粘膜炎の術野は出血しており，おおよそレーザー光は血液に吸収され，粘膜に届きづらい．

インプラント周囲粘膜炎におけるインプラント周囲溝に炭酸ガスレーザーを照射する利点は乏しいが，照射組織面を生理食塩水で洗浄しながら血液をエアーで飛ばし，エアブローで現れた炎症組織にレーザー光を照射する．一方で，病変周囲の健全歯肉に照射を行い，組織活性化を期待する報告もある．

Er: YAG レーザー

必ず十分な注水を行う．インプラント周囲溝に挿入できる範囲で径の太いもの，あるいはエネルギーが分散される先端が円錐形のチップを選択する．屈曲石英ファイバーであれば屈曲度の大きいチップのほうがエネルギー透過率が低いので，先端の形状が同じであれば屈曲度の大きいチップ，同じ理由で長さは長いチップを選択する（**図27**）．出力20Hz，30mJ以下，スイーピングモーション，近・遠・頬・舌側それぞれ5秒以内で照射を完了．挿入深度はプロービング値に準ずる．チップ先端は周囲溝歯肉に沿わせ平行に挿入．周囲溝内の殺菌を目的とした照射であるので，出力エネルギーは最小に設定して殺菌効果を期待する[18〜20]．周囲溝内深部で注水が届かない場合，出力エネルギーが高いとインプラント体の表面

Er: YAG レーザー

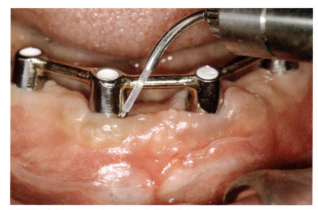

図27 先端でのエネルギー密度を減らすために，できるだけ口径が広く，できるだけ長く，できるだけ屈曲度の大きいチップを選択．Er: YAG レーザーは比較的低出力でインプラント体の除石やプラークアウトができる．また，インプラント周囲溝内の殺菌も期待できる．他の波長では殺菌を期待するのみである．

の変性や加熱が起きるので，注意が必要である．

Nd: YAG レーザー（**図28**）

金属に容易に変性を起こす Nd: YAG レーザーは，インプラント周囲溝への照射を避けるのが望ましい（**図29**）．

Nd: YAG レーザー

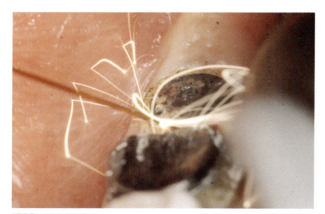

図28 Nd: YAG レーザー40mJ，20Hz（0.8W），石英ファイバー先端径320μmでインプラントヒーリングキャップ周囲に照射したところ，火花が上がった．

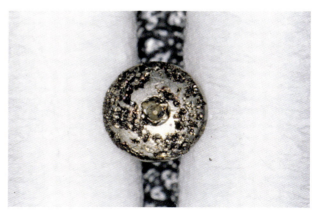

図29 除去したヒーリングキャップ．Nd: YAG レーザーの照射で表面が凸凹に変性している．非注水高出力での Er: YAG レーザーの照射，インプラント体粗造面への炭酸ガスレーザーの照射でも，同じくインプラント体に変性が起こるので注意．

半導体レーザー

半導体レーザーは，波長の特性で歯肉溝内嫌気性菌の殺菌と増殖の抑制効果がある．インプラント周囲粘膜炎の周囲溝にも同様の作用が期待できる．チップ先端はイニシエーションを行わないクリーンチップを使用．インプラント周囲溝に挿入できる範囲で径の太いものを選択．パルス波，平均出力0.5W以下，スイーピングモーション，近・遠・頬・舌側それぞれ5秒以内で照射を完了する．挿入深度はプロービング値に準ずる．チップ先端は周囲溝歯肉に沿わせ平行に挿入する．

その他の波長の外科用レーザー

3μm付近の波長のレーザーは，Er:YAGレーザーの術式に準ずる．半導体レーザーに代表される可視光線域から近赤外線域までの波長は，半導体レーザーの術式に準ずる．ただし，可視光線域の外科用レーザーを使用したインプラント体への影響の研究は少ないので，現時点では周囲溝内の照射には十分注意する必要がある．波長9.3μmの炭酸ガスレーザーは，現時点でインプラント体への研究はなく，使用には十分注意が必要である．近赤外線域のフリーランニングパルス発振の外科用レーザーはNd:YAGレーザーと同様に金属に反応するため，インプラント周囲溝への使用は避けるのが望ましい．

インプラント周囲粘膜炎におけるインプラント周囲溝へのレーザー照射は外科処置ではないので，比較的術者にも患者にもストレスが少ない．また，殺菌効果や組織活性化効果（好中球の遊走など）は光療法ならではの作用である．しかしながら，前述したように効果が十分に実証されているわけではない．あくまで，患者の同意の下，術者の独自の判断で行われる確証のない処置であることに留意し，効果が期待できるというスタンスで過照射を回避することが望ましい．

参考文献

1. Figuero E, Graziani F, Sanz I, Herrera D, Sanz M. Management of peri-implant mucositis and peri-implantitis. Periodontol 2000 2014；66(1)：255-273.
2. Kotsakis GA, Konstantinidis I, Karoussis IK, Ma X, Chu H. Systematic review and meta-analysis of the effect of various laser wavelengths in the treatment of peri-implantitis. J Periodontol 2014；85(9)：1203-1213.
3. Ashnagar S, Nowzari H, Nokhbatolfoghahaei H, Zadeh BY, Chiniforush N, Zadeh NC. Laser Treatment of Peri-Implantitis：A Literature Review. J Lasers Med Sci 2014；5(4)：153-162.
4. Prathapachandran J, Suresh N. Management of peri-implantitis. Dent Res J (Isfahan) 2012；9(5)：516-521.
5. Geminiani A, Caton JG, Romanos GE. Temperature change during non-contact diode laser irradiation of implant surfaces. Lasers Med Sci 2012；27(2)：339-342.
6. Japanese Society of Oral Implantology. KouKu Inpuranto Chiryo Shishin (Treatment Guideline of Oral Implant). 2012 1st ed. 2016 2nd ed. Tokyo：Ishiyaku Publishers.
7. Khammissa RA, Feller L, Meyerov R, Lemmer J. Peri-implant mucositis and peri-implantitis：clinical and histopathological characteristics and treatment. SADJ 2012；67(3)：122, 124-126.
8. 公益社団法人 日本口腔インプラント学会・編集．口腔インプラント治療とリスクマネジメント2015．東京：医歯薬出版，2015．
9. Natto ZS, Aladmawy M, Levi PA Jr, Wang HL. Comparison of the efficacy of different types of lasers for the treatment of peri-implantitis：a systematic review. Int J Oral Maxillofac Implants 2015；30(2)：338-345.
10. Matsuyama T, Aoki A, Oda S, Yoneyama T, Ishikawa I. Effects of the Er:YAG laser irradiation on titanium implant materials and contaminated implant abutment surfaces. J Clin Laser Med Surg 2003；21(1)：7-17.
11. Geminiani A, Caton JG, Romanos GE. Temperature increase during CO(2) and Er:YAG irradiation on implant surfaces. Implant Dent 2011；20(5)：379-382.
12. Kreisler M, Götz H, Duschner H. Effect of Nd:YAG, Ho:YAG, Er:YAG, CO2, and GaAlAs laser irradiation on surface properties of endosseous dental implants. Int J Oral Maxillofac Implants 2002；17(2)：202-211.
13. Muthukuru M, Zainvi A, Esplugues EO, Flemmig TF. Non-surgical therapy for the management of peri-implantitis：a systematic review. Clin Oral Implants Res 2012；23 Suppl 6：77-83.
14. Valderrama P, Blansett JA, Gonzalez MG, Cantu MG, Wilson TG. Detoxification of implant surfaces affected by peri-implant disease：An overview of non-surgical methods. Open Dent J 2014；8：77-84.
15. Bombeccari GP, Guzzi G, Gualini F, Gualini S, Santoro F, Spadari F. Photodynamic therapy to treat periimplantitis. Implant Dent 2013；22(6)：631-638.
16. Schär D, Ramseier CA, Eick S, Arweiler NB, Sculean A, Salvi GE. Anti-infective therapy of peri-implantitis with adjunctive local drug delivery or photodynamic therapy：six-month outcomes of a prospective randomized clinical trial. Clin Oral Implants Res 2013; 24(1)：104-110.
17. Bassetti M, Schär D, Wicki B, Eick S, Ramseier CA, Arweiler NB, Sculean A, Salvi GE. Anti-infective therapy of peri-implantitis with adjunctive local drug delivery or photodynamic therapy：12-month outcomes of a randomized controlled clinical trial. Clin Oral Implants Res 2014；25(3)：279-287.
18. Kreisler M, Kohnen W, Marinello C, Götz H, Duschner H, Jansen B, d'Hoedt B. Bactericidal effect of the Er:YAG laser on dental implant surfaces：an in vitro study. J Periodontol 2002；73(11)：1292-1298.
19. Ando Y, Aoki A, Watanabe H, Ishikawa I. Bactericidal effect of erbium YAG laser on periodontopathic bacteria. Lasers Surg Med 1996；19(2)：190-200.
20. Takasaki AA, Aoki A, Mizutani K, Schwarz F, Sculean A, Wang CY, Koshy G, Romanos G, Ishikawa I, Izumi Y. Application of antimicrobial photodynamic therapy in periodontal and peri-implant diseases. Periodontol 2000 2009；51：109-140.

section 2
インプラント周囲炎

6-2-1 インプラント周囲炎の検査

インプラント周囲粘膜炎の検査で排膿が認められ，あるいはプロービングポケットデプスでインプラント周囲炎の疑いがある場合は，デンタルエックス線写真を参考に積極的なプロービングを行う．術者可撤式の上部構造は撤去してプロービングを行うことで，より正確なインプラント周囲炎の診断が可能となる．この際，**デンタルエックス線で明らかな骨欠損が認められるならば，「積極的なプロービング」を行う指針となる**．積極的なプロービングとは，インプラント周囲粘膜炎の検査時に用いられる弱いプロービング圧ではなく，ボーンサウンディングを行う．デンタルエックス線像だけでは正確な骨の欠損状態を把握することは困難である．ボーンサウンディングに近いプロービングを行うことで，より正確な診断が可能である．ただし，下記に述べるように骨欠損像の発現時期に注意する．CBCTの撮影はインプラント周囲炎の検査に有用である．

6-2-2 インプラント周囲炎の分類

インプラント周囲炎は，プロービングポケットデプス，デンタルエックス線像から得られる骨欠損像，ボーンサウンディングやCBCTから得られた骨欠損の形態，インプラント体の動揺度などにより分類されるのが一般的である．また，デンタルエックス線像から得うれる骨欠損像は，インプラント周囲粘膜炎と周囲炎の鑑別に不可欠な検査である（**図1**）．デンタルエックス線像で**1〜2mmの骨欠損像**がある場合に，インプラント周囲粘膜炎ではなく，インプラント周囲炎の診断がなされる．

しかし，約3か月周期でプロフェッショナルクリーニングと経過観察が行われ，炎症所見が認められないにもかかわらず，デンタルエックス線で骨欠損像が検査された場合，骨の透過率は上がってはいるが，実質欠損ではない可能性がある．

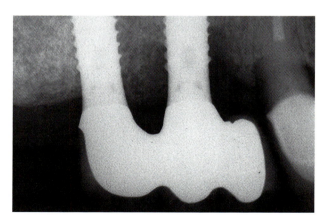

図1 インプラント周囲炎のエックス線写真．インプラントの3スレッド付近にまで骨透過像が観察される．上部構造の不適合はみられない．転居により5年間検診を怠っていた．

歯周炎に比べ，インプラント周囲炎は骨組織への炎症が急速に進むと考えられている．早期において，エックス線写真上で骨の透過像を呈していても，インプラント粗造面の感染にまで達していない可能性がある．インプラント周囲炎の分類・診断において，エックス線写真検査による骨欠損像の発現の時期は，治療方針を決定するうえできわめて重要である．このような早期の発見においては，治療はインプラント周囲粘膜炎の治療に準じ，外科的処置が回避される可能性がある．

6-2-3 レーザーを用いたインプラント周囲炎の治療

　正常なインプラント体の粗造面は骨に覆われているが，弱圧のプロービングでプローブ先端でインプラント体粗造面が触知された場合，インプラント周囲溝が汚染され，炎症によりオッセオインテグレーションが部分的に失われたインプラント周囲炎であると診断される（**図2**）．前述のように**デンタルエックス線の骨透過像は，必ずしも実質欠損を示すわけではない**ので，注意が必要である．出血・排膿があり，プローブ先端がインプラント粗造面に触知し，インプラント体の動揺がなく，除去の適応でない場合，外科的切除療法あるいは再生療法も含めた治療が行われる．インプラント体粗造面に感染が疑われる場合の第一選択は，外科的処置による目視下での処置である[1]．

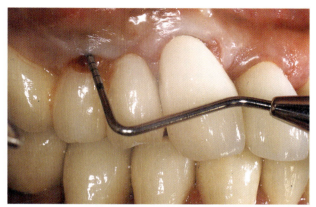

図2 図1と同症例．インプラント周囲歯肉に発赤・腫脹がみられないにもかかわらず，プロービング時に出血・排膿がある．プローブ先端でインプラント体粗造面が触知された．

6-2-4 レーザーを用いたインプラント周囲炎治療の術式

切除療法か？　再生療法か？　併用療法か？

　検査によりインプラント体粗造面に感染があり，骨の欠損が明らかな場合，外科的処置によりインプラント体の殺菌，骨整形などを行う．粘膜および骨欠損の状態に応じて切除療法・再生療法，あるいは併用療法を決定する．

　歯周外科処置に比べ，インプラント周囲炎の外科処置は，インプラント体に生理的動揺がない，隣在歯への炎症の波及が比較的少なく単独骨欠損の様相を呈する場合が多い，術後に閉鎖創にしやすい，などの理由で**骨再生療法**が適している．

　しかしながら，期待できる組織の回復の程度により，汚染された骨縁上のインプラント体粗造面を機械的研磨した後，口腔内に露出させ，周囲溝の深さを減じる切除療法も選択肢となる．**切除療法**の場合，骨整形量が多くなることから，術後の上部構造の形態と清掃性に苦慮する，インプラント体撤去後の再治療時に骨量が不足する，

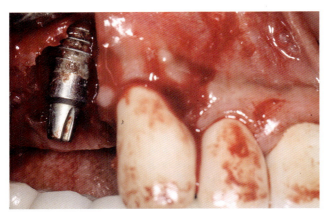

図3 図1, 2と同症例．外科用メスを用いて切開を行い，粘膜弁を形成．肉芽を手用器具で除去した．術後に縫合を要する切開にレーザーを使用する根拠もメリットもない．

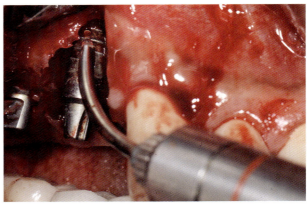

図4 レーザーを用いたインプラント体のデブライドメントにはEr: YAGレーザーを使用する．術野の視覚性を疎外するので，ガイド光は使用しない．他の波長のレーザーは使用できない．他の波長のレーザーの使用は低出力での殺菌に限定される．

などの問題点もある．そのため，切除療法と再生療法の**併用**が試みられる場合もある．

①術式についてインフォームドコンセントを得る

レーザーを使用する利点と他の方法を提示 同意を得て同意書を作成．

②超音波のナイロンブラシやフロスなどを用いて口腔内・インプラント上部構造の，プラーク・バイオフィルムの除去を行う

プラーク・バイオフィルム（歯垢）を明視化する染色液の使用は，的確な術前処置を行うのに有効である．術野および周囲組織は，薬液で殺菌消毒しておく．

③麻酔下でインプラント体と骨欠損部位を明示する

粘膜弁の止血効果，リンパ液の凝固による術後の腫脹の軽減，術野の殺菌効果など，切開にレーザーを使用する利点を挙げる向きもあるが，術後の確実な粘膜弁閉鎖のために縫合を要するため，切開にレーザーを用いる必要はない．外科用メスを用いて切開を行う（**図3**）．

④レーザーを用いた肉芽の除去

手用器具を用いて可及的に肉芽の除去を行う．骨に入り込んだ**肉芽はEr: YAGレーザーで注水下にて精密に蒸散することが可能**である．他の波長のレーザーの使用は，骨の熱によるダメージを考えると，使用は推奨できない．

Er: YAGレーザーは注水下で使用する．**骨面肉芽除去には20Hz，40mJ（パネル表示）**程度を用いるが，**骨整形を行う場合には20Hz，80mJ（パネル表示）**程度を用いることが多い．ただし，十分な注水下であれば，切削効率を上げるために出力を上げてもよい．先端チップの形状に制限はないが，ニアコンタクト（非接触）での照射を心がけることで，骨の熱ダメージを軽減する．

⑤レーザーを用いたインプラント体のデブライドメント

炭酸ガスレーザーを用いて，インプラント体に付着したデブリス（デブリ，壊死組織片）を除去するデブライドメントを行なったという症例報告もあるが，レーザーを用いたインプラント体表面に付着した歯石・バイオフィルム・プラークなどの除去には，炭酸ガスレーザーではなく，**Er: YAGレーザーを使用**する[2,3]（**図4**）．

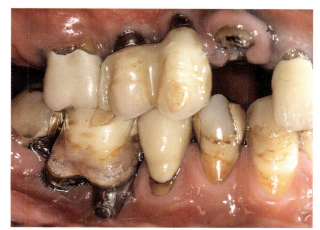

図5 他医院でメインテナンスされている口腔内．上顎犬歯部補綴修復物の脱離で来院．メタルセラミッククラウン，金修復，インプラント修復など，自費治療のみで治療が行われている．

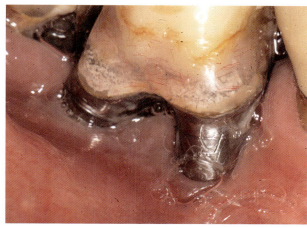

図6 図5と同症例の下顎第一大臼歯部の拡大像．インプラント体に超音波スケーラーによると思われる多数の傷が観察される．歯肉は退縮しており，付着歯肉もないが，際立った炎症はみられない．ただし，インプラント体のメインテナンスで超音波スケーラーの使用は十分な注意が必要である．

　適正パラメータ下での光蒸散によるデブライドメントは，機械的なデブライドメントに比べ，インプラント体粗造面の破壊が皆無である利点がある（**図5，6**）．また，機械的なデブライドメントはブラシなどの太さ以下の隙間の清掃が困難であるが，レーザーは光なのでナノメーター単位の隙間にも作用する．光は反射し，凹凸のアンダーカットにも届く可能性がある．また，パルス波であるEr: YAGレーザーのパルス波の衝撃が微細な振動を起こし，粗造面に付着した汚染物を震盪剥離する可能性も考えられる（**図7，8**）．

　十分な注水下で20Hz，50mJ（パネル表示）以下の出力であればインプラント体表面に変性を起こさない[4]．ちなみに，10Hz，100mJの出力は20Hz，50mJと同じ1Wの出力であるが，100mJのエネルギーではインプラント体に変性を起こす可能性が出てくる．**エネルギー（あるいはエネルギー密度）を高くしないことが肝要であ**

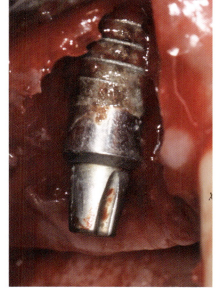
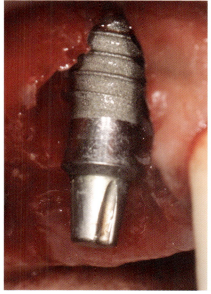

図7 Er: YAGレーザーを用いたインプラント体のデブライドメント前の拡大像．インプラント体に歯石やプラークのデブリス（デブリ）が観察される．

図8 Er: YAGレーザーを用いたインプラント体のデブライドメント後の拡大像．保護ゴーグル着用の下，ルーペやマイクロスコープを用いて術野を観察することは有用である．

る．

　十分な注水下においては，照射時間に制限はない．あらゆる方向から蒸散を試みる．ニアコンタクトの非接触照射を心がける．

　また，骨が邪魔でレーザー光が届きにくい場合には，積極的に骨の蒸散整形を行い，レーザー光の到達を優先する．前述のようにインプラント体の周りに骨再生を行うのは比較的容易であり，再生療法にはインプラント体が完全に除染されていることが重要である．ただし，可及的に骨壁の保存に努める．

⑥レーザーを用いたインプラント体の殺菌

　インプラント体の殺菌にレーザーを用いる場合，インプラント体の加熱に十分注意する．**すべての波長のレーザーは約10〜15秒でインプラント体を10度以上加熱する**ため，口腔内では50度近くにまで加熱される．周囲骨の壊死を引き起こすので十分な注意が必要である．ただし，**Er: YAG レーザーは，十分な注水下での照射でインプラント体を加熱しない**．

抗菌PDT(a-PDT)療法

　抗菌PDT療法は，手用器具や，機械的に，あるいはEr: YAGレーザーを用いて十分にデブライドメントが行われた後に行う．確実な効果が実証されているわけではないが，半導体レーザーやLEDを使用した抗菌PDT療法は，インプラント体の殺菌に，後述のほかの外科用レーザーに比べて極めて安全であると思われる．ただし，インプラント体への影響に関する知見はなく，おそらく非侵襲的であるという推測の下，患者の同意と術者の独自の判断で行われる確証のない処置であることに留意し，効果が期待できるというスタンスで処置を行う．処置後，光感受性剤は十分に洗浄しておく．

炭酸ガスレーザー

　炭酸ガスレーザーは，機種により照射条件が異なるので，使用する機器のチップ先端からのエネルギーの分布に留意して，フォーカス照射を避ける．照射面での適正なエネルギー密度は明らかにされていないが，高いエネルギー密度ではインプラント体に変性を起こす．また，**インプラント体の加熱と鏡面研磨面での反射に注意が必要である**．鏡面効果を避けるために，インプラント粗造面をよく乾燥しておく．照射面径が1mm以上のデフォーカス照射で**最高出力1W，パルス波，平均出力0.5W以下，照射時間5秒，インターバル5秒**で，インプラント体粗造面にできるかぎり多方向から照射を行う．レーザー光は光なので，粗造面で乱反射を起こし，一方向のみではなくアンダーカットにも入り込み，殺菌できる可能性がある．そのためにさまざまな方向から照射することで反射の方向が変わり，粗造面の凹凸の殺菌が期待できる．

Er: YAG レーザー

　インプラント体の殺菌のためのEr: YAGレーザーの照射は，デブライドメント時の照射条件に準ずる．機種によってはサファイアチップの使用で照射面でのエネルギーが一点に集中してしまう場合がある．そのため，照射面をよく観察し，インプラント体から十分な距離をおいて照射を行う[5]．

Nd: YAG レーザー

　Nd: YAGレーザーの照射は，**インプラント体への反応が強いため，インプラント体の溶解，変性，クラックの形成など，予期せぬ副作用が出やすい**．使用には十分な注意が必要である．

半導体レーザー

　半導体レーザーは，さまざまな波長や機種が臨床応用されているが，低出力で殺菌が期待できる．インプラント体の変性は起こしにくいが，**容易に加熱される**ので十分な注意が必要．

　サファイアチップ，石英チップともに先端口径の広い物を使用し，エネルギーの集中を避ける．チップ先端はイニシエーションを行わず，クリーンな断面で使用する．

　鏡面効果を避けるために，インプラント粗造面をよく乾燥しておく．

　照射面径が1mm以上の**デフォーカス照射で最高出力1W，パルス波，平均出力0.5W以下，照射時間5秒，インターバル5秒**で，インプラント体粗造面にできるかぎり多方向から照射を行う．インターバル時に生理食塩水などでインプラント体の冷却を行うことは加熱の抑制に有効な手段である．

その他の波長の外科用レーザー

　3μm付近の波長のレーザーは，Er: YAGレーザーの

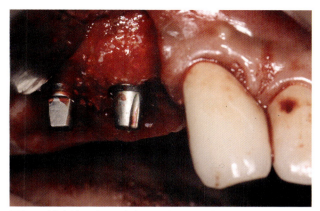

図9 骨補填材の填入．自家骨，人工骨の使用に関する根拠は少ない．ただし，骨に置換しないアパタイトの使用は適当でない．保存される骨壁の形態，骨補填材の保持などによりメンブレン使用の選択を行うが，メンブレン使用の根拠は少ない．

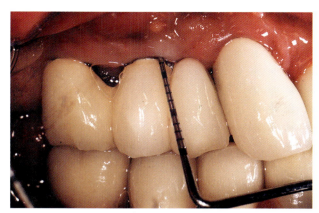

図10 同症例，3年後．プロービングときの出血・排膿はない．インプラント周囲歯肉に発赤や腫脹もない．プロービングポケットデプスも改善している．

術式に準ずる．

　半導体レーザーに代表される可視光線域から近赤外線域までの波長のレーザーは，半導体レーザーの術式に準ずる．ただし，可視光線域の外科用レーザーを使用したインプラント体への影響の研究は少ないので，現時点ではインプラント体への照射には十分注意する必要がある．

　波長9.3μmの炭酸ガスレーザーは，現時点でインプラント体への研究はなく，使用には十分注意が必要である．

　近赤外線域のフリーランニングパルス発振の外科用レーザーは，Nd:YAGレーザーと同様に金属に反応するため，インプラント体への使用は避けるのが望ましい．

⑦骨再生処置

　唾液などの汚染を避け，骨補填材を骨欠損部に補填する（図9）．メンブレン使用の根拠は少ない．また，メンブレン使用の代わりに炭酸ガスレーザーやEr:YAGレーザーを使用して血餅保持を図る症例報告もあるが，根拠のある処置ではないことに留意して，症例ごとに状況判断を行う．

　粘膜弁内面をレーザーで一層スムーズな面に整形してもよいが，注水下のEr:YAGレーザー以外の波長のレーザーの使用は，粘膜の乾燥収縮をきたすので，十分に注意する必要がある．粘膜弁にテンションがかからない状態で緊密に縫合を行う．

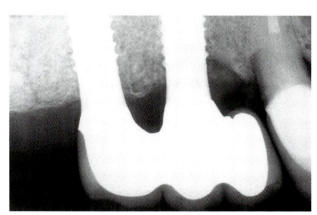

図11 同症例，3年後のエックス線写真．骨縁の回復が観察される．定期的なプロフェッショナルクリーニングと患者指導が重要．症例ごとに適切な検診のインターバルが異なることに注意．

⑧術後指導

　刺激性の飲食を避ける，術野のブラッシングを避ける，術野に接触しない，安静にする，入浴などの体温の上昇を避けるなど，通常の外科処置後の術後指導を行う．必要に応じて約5〜7日間の投薬を行う．骨再生療法は骨面からの出血を促しているうえに，粘膜は緊密に縫合閉鎖されるため，術後出血による腫脹や出血斑の出現などについて説明を行う．

⑨適正な間隔で術後評価を行う

　術直後の評価確認は，通常は1日後の術野の観察，消毒，

治癒過程の評価を行う．1～2週間前後で抜糸を行い，適切なプラークコントロール指導を行う．3～4週でインプラント周囲組織の再評価を行うが，プロービングは3か月程度経過してから行う．順調な経過であれば，通常のメインテナンス周期でプロフェッショナルクリーニングと再評価を行う(**図10，11**)．

以上，レーザーを使用したインプラント周囲炎の治療術式である．術野の殺菌に消毒液や抗生剤の併用は有効な処置である．ただし，**インプラント体に薬液を塗布し，レーザーで薬効を促進するというような誤解がないように，別々に処理を行う**．レーザーが先か薬液殺菌が先かという順序に定説はない．

参考文献

1. Khammissa RA, Feller L, Meyerov R, Lemmer J. Peri-implant mucositis and peri-implantitis：clinical and histopathological characteristics and treatment. SADJ 2012；67(3)：122, 124-126.
2. Aoki A, Mizutani K, Schwarz F, Sculean A, Yukna RA, Takasaki AA, Romanos GE, Taniguchi Y, Ssaki KM, Zeredo JL, Koshy G, Coluzzi DJ, White JM, Abiko Y, Ishikawa I, Izumi Y. Periodontal and peri-implant wound healing following laser therapy. Periodontol 2000 2015；68（1）：217-269.
3. Ashnagar S, Nowzari, H, Nokhbatolfoghahaei H, Zadeh BY, Chiniforush N, Zadeh NC. Laser treatment of peri-implantitis：A Literature Review. J Lasers Med Sci 2014 Autumn；5(4): 153-162.
4. Taniguchi Y, Aoki A, Mizutani K, Takeuchi Y, Ichinose S, Takasaki AA, Schwarz F, Izumi Y. Optimal Er:YAG laser irradiation parameters for debridement of microstructured fixture surfaces of titanium dental implants. Lasers Med Sci 2013；28（4）：1057-1068.
5. Mizutani K, Aoki A, Coluzzi D, Yukna R, Wang C, Pavlic V, Izumi Y. Lasers in minimally invasive periodontal and peri-implant therapy. Periodontol 2000 2016；71（1）：185-212.

CHAPTER 7
インプラント周囲炎へのレーザー治療の指針・クリニカルクエスチョン

近年ではインプラント周囲炎の治療法として，従来の機械的除去法に加え，歯科用レーザーを用いた治療の報告が散見されつつある．歯科用レーザーは1960年にMaimanがルビーレーザーを開発し，以後，1990年代後半までにさまざまな歯科用レーザーが登場し，歯科治療に応用されることとなった．しかしながら，各歯科用レーザーは，そのレーザー光の波長の違い，さらにはレーザーの照射条件の違いにより，その治療効果についてさまざまな見解があり，その一致には至っていない．

このCHAPTERでは，各歯科用レーザーによるインプラント周囲炎に対する治療効果について，最新の文献から考察し，インプラント周囲炎に対する歯科用レーザーの影響について見解を示す．

section 1
文献レビュー

7-1-1 インプラント周囲炎治療に対するレーザーの応用

インプラント周囲炎の治療に対するレーザーの効果について，いくつかの研究で検証されている．しかし，臨床研究や症例集積の報告は限られている（**表1，2**）．たとえば，Er. Cr. YSGGレーザーに関しては1症例のみの症

表1 エビデンスレベル（各研究に付与された水準）．糖尿病患者に対する歯周治療ガイドライン（平成21年6月日本歯周病学会発行）に準ずる．

レベル	それに該当する研究デザインの種類
1+	水準1の規模を含むランダム化比較試験のシステマティックレビュー，またはメタアナリシス
1	十分な症例数（全体で400例以上）のランダム化比較試験
2+	水準2の規模を含むランダム化比較試験のシステマティックレビュー，またはメタアナリシス
2	小規模（全体で400例未満）のランダム化比較試験
2-	さらに小規模（全体で50例未満）のランダム化比較試験，クロスオーバー試験（ランダム化をともなう），オープンラベル試験（ランダム化をともなう）
3	非ランダム化比較試験，コントロールをともなうコホート研究
4	前後比較試験，コントロールをともなわないコホート研究，症例対照研究，非実験的記述研究
5	コントロールをともなわない症例集積（10〜50例程度）
6	10例未満の症例報告

（括弧内の例数は目安）

PART 4 インプラント周囲炎へのレーザーの応用

表2 インプラント周囲炎に対するレーザー除染の研究．＊Nattoら(2015)のレビューを参考に追加，改変

	研究者 (発表年)	国	被験者数 (インプラント数)	研究のタイプ	観察期間	インプラントの種類	使用条件
炭酸ガスレーザー ＋外科的処置	Deppeら (2007)	ドイツ	32(73)	前向き臨床調査	5か月～59か月	IMZ, Frialit, Branemark, ITI 粗造面67 平滑面6	1060nm, 2.5w, continuous mode 5秒間露出
	Romanos と Nentwig (2008)	ドイツ	15(19)	症例集積	9か月～45か月	Ankylos, ITI, IMZ 粗造面19	2, 3, 4W (平均2.84±0.83w) 1分間
Er：YAGレーザー ＋非外科的処置	Schwarz (2005)	ドイツ	20(32)	ランダム化比較研究(パイロット研究)	6か月	Screw Vent, Screw Line, Ticer, Frialit	100mJ/Pulse(12.7J/cm²), 10Hz
	Schwarz (2006)	ドイツ	20(40)	ランダム化比較研究	1年	IMZ(SLA), ITI(SLA, TPS), Spline Twist (SLA), ZL-Duraplant (陽極酸化), Camlog (SLA)	100mJ/Pulse(12.7J/cm²), 10Hz
	Schwarz (2006)	ドイツ	12(12)	症例集積	2年	スクリュータイプ	100mJ/Pulse(12.7J/cm²), 10Hz
	Renvertら (2011)	スウェーデン	42(100)	ランダム化比較研究	6か月	レーザー群：機械研磨面41, やや粗い表面14 対照群：機械研磨面29, やや粗い表面16	100mJ/Pulse(12.7J/cm²), 10Hz
	Perssonら (2011)	スウェーデン	42(42)	ランダム化比較研究	6か月	粗造面，平滑面	100mJ/Pulse(12.7J/cm²), 10Hz
	Schwarz (2015)	ドイツ	17(21)	症例集積	6か月	ジルコニア(ZV3)	100mJ/Pulse(12.7J/cm²), 10Hz
Er：YAGレーザー ＋外科的処置	Schwarz (2011)	ドイツ	30(35)	ランダム化比較研究	6か月	Ankylos, Astra, Branemark, Camlog, ITI, KSI	100mJ/Pulse(11.4J/cm²), 10Hz
	Schwarz (2012)	ドイツ	24(24)	ランダム化比較研究	2年	Ankylos Astra, Branemark, Camlog, ITI, KSI 粗造面21, 平滑面5	100mJ/Pulse(11.4J/cm²), 10Hz
	Schwarz (2013)	ドイツ	17(17)	ランダム化比較研究	4年	Astra, Branemark Camlog, ITI, KSI, REP, TSV, XIV, NI	100mJ/Pulse(11.4J/cm²), 10Hz
半導体レーザー ＋非外科的処置	Schär (2013)	スイス	40(40)	ランダム化比較研究	6か月	ITI(SLA)	660nm, 100mw 10秒 1週間後繰り返し
	Thierbach (2013)	ドイツ	28(40)	症例集積	5か月	スクリュー型	660nm 10秒
	Deppe (2013)	ドイツ	16(18)	症例集積(パイロット研究)	6か月	不明	660nm, 100mw, 10秒

実験群	対照群	評価項目	結果	エビデンスレベル
患者10名に22本のインプラント：レーザー除染処置後に軟組織の切開 患者9名に17本のインプラントレーザー：除染処置後に骨造成	患者6名に19本のインプラント：従来の除染処置後に軟組織切開． 患者7名に15本のインプラント：従来の除染処置後に骨増生．	PI, SBI, PD, DIM, CAL	短期結果：炭酸ガスレーザーと軟組織切除を併用した場合，インプラント周囲炎症の治療促進効果が期待できる． 長期結果：レーザーと古典的な除染処置後，骨造成術を行った領域の治療の有意差はなかった．	3
10本のインプラント症例：自家骨移植による骨増生術 9本のインプラント症例：ウシ骨由来の骨補填材料(Bio-Oss)を使った骨造成術	なし	BI, SBI, PD, KM	炭酸ガスレーザーと骨造成術の組み合わせはインプラント周囲炎治療に効果的であると考えられる	5
患者10名に16本のインプラント	患者10名に16本のインプラント：プラスチックキュレットによる除染処置および0.2%クロルヘキシジンによるポケット内イリゲーションとジェル塗布	PI, BOP, PD, GR, CAL	6か月後，両治療ともに良い治癒結果が得られた：Er：YAGレーザーを用いた場合，対照群と比較してBoPの減少がみられた．	2-
患者10名に20本のインプラント	患者10名に20本のインプラント：プラスチックキュレットによる除染処置および0.2%クロルヘキシジンによるポケット内イリゲーションとジェル塗布	PI, BOP, PD, GR, CAL	レーザー治療は対照群と比較してBoPを大幅に減少できた：レーザー治療が優位なのは術後6か月までだった．	2-
Er：YAGレーザー	なし	PI, BOP, PD, GR, CAL	PIは，術後から3か月の間，上昇した．その他の検査項目は改善がみられた．	5
患者21名に55本のインプラント Er：YAGレーザー	患者21名に45本のインプラント：歯肉縁下のグリシンパウダーを用いたエアーポリッシング	BoP, PD	実験群および対照群ともに類似した結果が出た．	2
患者21名に21本のインプラント Er：YAGレーザー	患者21名に21本のインプラント エアーポリッシング	PD, BOP, 細菌	術後1か月，P.aeruginosa菌，S.aureus菌，そしてS.anaerobesの減少が対照群でみられた．：Fusobacterium族の減少は実験群でみられた．	2-
Er：YAGレーザー	なし	PI, BOP, PD	30%のインプラントでBoPおよび6mm以上のPDの消失がみられた．	5
患者15名に19本のインプラント Er：YAGレーザー	患者15名に16本のインプラント プラスチックキュレットによる除染，コットンワッテ，そして滅菌生理食塩水の併用処置	PI, BOP, PD, GR, CAL	術後6か月，レーザーと古典的処置の有意差がなかった．両方ともにインプラント周囲の骨組織再生を促した．	2-
患者10名に10本のインプラント Er：YAGレーザー	患者14名に14本のインプラント プラスチックキュレットによる除染，コットンワッテ，そして滅菌生理食塩水の併用処置	PI, BOP, PD, GR, CAL	12か月後，実験群と対照群のBoPやPDの臨床評価に有意差はなかった	2-
患者7名に7本のインプラント Er：YAGレーザー	患者10名に10本のインプラント．プラスチックキュレットによる除染，コットンワッテ，そして滅菌生理食塩水の併用処置	PI, BOP, PD, GR, CAL	対照群では平均BoP, CALの減少がみられた：術後48か月では差が見られなかった：両研究ともにPD減少がみられた	2-
患者20名に20本のインプラント． チタン製キュレット，グリシンパウダーによるデブライドメント後に増感剤を併用した半導体レーザー照射．	患者20名に20本のインプラント．チタン製キュレット，グリシンパウダーによるデブライドメント後にポケット内にミノサイクリンマイクロスフェア填入．	PD, CAL, BOP, GR, PI	術後3か月，両方のグループでBoP, PDが改善したが，対照群との間に有意差はなかった	2-
縁下デブライドメント，クロルヘキシジ塗布，抗菌薬投与．8週後に再デブライドメントと増感剤を併用した半導体レーザー照射．	なし	PD, CAL, GR, BOP, 細菌, MMP-8	排膿がなかった33本のインプラントでは非外科的治療により臨床パラメータが有意に改善した．17本ではレーザー治療の2か月排膿が生じ，外科処置が行われた．	5
2週間の口腔衛生指導後，増感剤を併用した半導体レーザー照射．	なし	PD, CAL, SBI, DIM, DIB, エックス線	中等度のインプラント周囲炎の骨吸収の進行は抑制できたが，重度の場合はできなかった．	5

表2のつづき

	研究者 (発表年)	国	被験者数 (インプラント数)	研究のタイプ	観察期間	インプラントの種類	使用条件
半導体レーザー ＋非外科的処置	Bassetti (2014)	スイス	40(40)	ランダム化比較研究	12か月	ITI(SLA)	660nm, 100mw 10秒 1週間後繰り返し
	Lerario (2016)	イタリア	27(125)	非ランダム化比較研究(予備的研究)	1年	不明	810nm, 1w, 50Hz, ton=100ms, toff=100m 24.87J/cm² 30秒×2
	Romeo (2016)	イタリア	40(123)	ランダム化比較研究	6か月	不明	670nm, 75mW/cm² 60秒
半導体レーザー ＋非外科的処置 ＋外科的処置	Caccianiga (2016)	イタリア	10(10)	症例集積(パイロット研究)	6か月	Nobel Tiunite 4 本, StraumannSLA 3 本, StaumannSLAactive 1本, Zimmer MTX 1本	2.5W, 10kHz 60秒
半導体レーザー ＋外科的処置	Bombec- cari (2013)	イタリア	40(40?)	ランダム化比較研究	6か月	Brånemårk 塑造面	810nm, 1W, 20 秒 ×5
	Papado- poulus (2015)	ギリシャ	16(16?)	ランダム化比較研究	6か月	不明	980nm, 0.8W 2分間隔で3回

例報告しかない．ある程度の規模の臨床研究が行われているのは，半導体レーザー，Er: YAG レーザー，炭酸ガスレーザーである．なお，Nd: YAG レーザーは歯科技工分野で歯科用金属のレーザー溶接に用いられる機器である．よって，**Nd: YAG レーザーはインプラントチタン表面を容易に熔融する恐れがあるため，インプラント治療への応用は禁忌**とされている．

7-1-2 炭酸ガスレーザー

　炭酸ガスレーザーに関しては RCT (ランダム化比較試験) が存在せず，その効果を示す文献は少ないが，外科治療に応用した長期的な研究は存在する．

　Deppe ら (2007) は，進行性の骨吸収をともなうプロービングデプス (以下，PD) 5mm 以上，またはプロービング時の出血 (以下，BOP) がみられた"病的"なインプラントに対して，4種類の治療法を施した．すなわち，フラップ剥離後にインプラント表面に古典的な除染処置を施したケース，古典的な除染処置後に β-TCP と自家骨による骨造成を行ったケース，炭酸ガスレーザーの照射を行ったケース，炭酸ガスレーザーの照射後に同様の骨造成を行ったケースである．4か月後の評価では，レーザー照射群でアタッチメントレベル (AL) またはインプラントショルダー部と骨頂部との距離 (DIB) が小さくなり，統計学的有意差がみられた．最終検査時では，骨造成を行わなかった場合のレーザー照射群でのみ，有意差がみられた．また観察期間中，各グループで 2～4本のインプラントが脱落した．この観察期間が各報告により

実験群	対照群	評価項目	結果	エビデンスレベル
患者20名に20本のインプラント チタン製キュレット，グリシンパウダーによるデブライドメント後に増感剤を併用した半導体レーザー照射	患者20名に20本のインプラント チタン製キュレット，グリシンパウダーによるデブライドメント後にポケット内にミノサイクリンマイクロスフェア填入	PD, CAL, BOP, GR, PI	両グループで12か月間でBoPが有意に改善し，PDは，半導体レーザーを使用した場合9か月まで，ミノサイクリンを使用した場合12か月まで有意な改善がみられた．	2-
患者21名の606部位 半導体レーザー照射前後にチタン製キュレット，超音波スケーラーによるデブライドメント クロルヘキシジンジェル注入	患者6名の144部位 チタン製キュレット，超音波スケーラーによるデブライドメント後にクロルヘキシジンジェル注入	PI, BOP, PD	PD4mm以上のインプラント周囲炎およびインプラント周囲粘膜炎に対して，実験群では，対照群と比較して平均PDとBOPの頻度が有意に改善し，BOPが減少した．	3
63本に対照群の治療に加えて増感剤を併用した半導体レーザー照射	59本に超音波スケーラー，プラスティックキュレットによるデブライドメント	PlI, BOP, PD	実験群で，対照群よりも臨床パラメータの改善程度が大きい傾向がみられた．	2-
デブライドメント，半導体レーザー照射1週後，全層弁剥離，デブライドメント，半導体レーザー照射，骨移植	なし	PlI, BOP, 細菌, エックス線	外科処置の6か月後，すべての臨床パラメータが改善し，細菌数が減少．	5
対照群の治療に加えて増感剤を併用した半導体レーザー照射	フラップ剥離後，プラスチックキュレットによるデブライドメント，クロルヘキシジンによるイリゲーション	PD, CAL, BOP, 排膿	実験群においてPPD，BoP，排膿の有意な改善がみられ，PPDと排膿の改善程度は対照群よりも大きかった．	2-
対照群の治療に加えて半導体レーザー照射	フラップ剥離後，プラスチックキュレットによるデブライドメント，生食によるイリゲーション	PD, CAL, PlI	アクセスフラップにより臨床パラメータの改善が得られたが，半導体レーザーによる付加的な効果はみられなかった．	2-

異なり，盲検・ランダム化も施されておらず，長期的に骨造成を行った群で差がみられなかったことなどから，炭酸ガスレーザーの有効性を証明するには不十分な内容である．

炭酸ガスレーザーの効果を検証したほかの研究（RomanosとNetwig，2008）では，平均7mmの骨欠損部に対し，インプラント表面への炭酸ガスレーザー照射後に，自家骨または骨補填材とメンブレンによる骨造成を行った結果，PDが平均6mmから2.5mmに，サルカス・ブリーディング指数（SBI）が平均2.8から1.0に改善したと報告された．しかし，この研究は対照群がない症例集積であり，その効果がレーザーによるものなのか，ほかの処置によるものなのかが判然としない．

よって，炭酸ガスレーザーの治療効果を証明するには，質の高いRCTが必要である．

7-1-3 Er: YAG レーザー

インプラント周囲炎に対するレーザー治療の中でもっとも多く臨床研究の対象になっているのはEr: YAGレーザーである．

Schwarzら（2005, 2006a）は，Er: YAGレーザーを単体で非外科的に使用した場合の効果を，プラスチックキュレットによるデブライドメントと，0.2%クロルヘキシジン溶液によるイリゲーションとジェルの塗布による治療（対照群）と比較した．両治療群において臨床パラメータの改善がみられたが，とくに術後6か月時の再検査では，Er: YAGレーザーを使用した場合，より顕著な

BOPの改善がみられた．しかし，12か月後の検査では対照群との差異はみられなかった．

また，Er: YAGレーザーとエアパウダーによるデブライドの効果を比較した研究（Renvertら2011, Perssonら2011）では，両グループで臨床的パラメータが改善したが，両方の治療で類似した結果となった．

前述の**表2**にRCTにおけるレーザー治療の結果を示す．Er: YAGレーザーを非外科的に用いた場合，4〜5mm以上のPDに関しては平均0.5〜0.8nmの改善は期待できるが，30％以上のインプラントでBOPの残存がみられることから，**確定的な治療としては使用できる症例は限られている**と考えられる．

外科処置時のインプラント表面の除染（decontamination）にEr: YAGレーザーを応用した効果を検証したRCTは3編発表されているが，いずれも同一機関で行われた同様のマテリアルを用いた研究である（Schwarzら2011, 2012, 2013）．Schwartzら（2011）は，32名の患者の38本のインプラント周囲炎に罹患したインプラントに対して外科治療を行った．フラップ剥離，肉芽組織除去後，実験群ではEr: YAGレーザーによる除染，対照群ではプラスチックキュレットとコットンペレットおよび生理食塩水による清掃が行われた．その後，骨縁下欠損に対して骨補填材が填塞され，コラーゲンメンブレンによる被覆が行われた．その6か月後に行われた再検査の結果，両方の治療群で臨床パラメータの有意な改善がみられたが，群間では差異がみられなかった．この研究者らは，2年後（Schwarzら2012），4年後（Schwarzら2013）にも再検査を行ったが，両グループで効果に差異はみられず（**表2**），「進行したインンプラント周囲炎治療の結果は，インプラント表面の除染方法の違いには影響を受けない」と結論づけた．また，今回取り上げた外科的治療の結果は，骨補填材やメンブレンと併用した術式であったことにも留意すべきである．

インプラント周囲炎に対するEr: YAGレーザーの非外科的処置および外科的処置における効果を検討したメタアナリシスが2編公表されている．Kotsakisら（2014）によるメタアナリシスでは，Er: YAGレーザーの，ほかの方法と比較したPDと臨床的アタッチメントロス（CAL）の改善効果に関する優位性の根拠は得られなかった，との結果が報告されている．

同様に，Yanら（2015）によるメタアナリシスでは，Er: YAGレーザーのインプラント周囲炎に対する効果は，機械的清掃と比較して，6か月後ではPDが有意に減少したが，12か月後になるとあらゆるパラメータに差異がみられなくなることが示唆された．そして，今後は長期観察，よくデザインされたRCTによる臨床的，細菌学的な結果と，費用対効果を考慮した上で，Er: YAGレーザーの有効性を明らかにすべきであると述べている．しかし，研究機関がドイツの1施設とスウェーデンに1施設に偏っており，ほかの研究機関による研究や多施設研究を行うことで，より結果を一般化していく必要がある．

以上のことより，**Er: YAGレーザーによる除染効果はほかの清掃法の効果と比較して違いないが，有効な一方法としてインプラント周囲炎治療の選択肢になりうる**と考えられる．

7-1-4 半導体レーザー

　半導体レーザーについての研究論文は数が限られており，非外科的処置のRCTは，同一研究機関による同一のマテリアルを用いた2編（Schärら2013，Bassettiら2014）と，ほかの研究機関からの1編（Romeoら2016）のみである．

　Schärら（2013），Bassettiら（2014）研究では，初期のインプラント周囲炎（PD 4～6mm，BOP 0.5～2mmの骨吸収）に対して，非外科的な機械的デブライドメント後，半導体レーザー照射（以下，PDT群），またはミノサイクリンマイクロスフェアのポケット内注入（以下，LDD群），が行われた．12か月の観察期間中，PDT群ではBOP陽性部位が平均4.0部位から1.74部位へ，LDD群でも4.4部位から1.6部位へ有意に改善したが，グループ間で差異はみられなかった．PDのベースラインと比較した場合の減少程度はPDT群では9か月後まで，LDD群では12か月後まで有意差がみられた．またPorphyromonas gingivalisとTannerella forsythiaの菌数は，PDT群で6か月まで，LDD群で12か月まではベースラインよりも有意に少なかった．この論文の著者らは結論として，**機械的清掃とPDTによる治療はLDDの代替えとして有効**であると結論づけた．

　また，Romeoら（2016）による研究においても半導体レーザーのインプラント周囲炎治療における有効性が述べられている．しかし，対象となる疾患の条件がPPD 4mm以上でBOPをともなう部位に限られており，インプラント周囲炎がインプラント周囲粘膜炎なのか判然しない．さらに統計処理も行われておらず，治療の有効性を示す根拠としては不十分である．

　また，Lerarioら（2016）は，PPD4mm以上の部位に対して半導体レーザーと機械的デブライドメント，クロルヘキシジンジェルを併用した場合，レーザーを使用しなかった場合と比較して有意な臨床パラメータの改善がみられたことを報告したが，RCTでなく，対象もインプラント周囲粘膜炎と周囲炎が混在しており，治療の有効性を示す根拠としては限界がある．

　Bombeccariら（2013），はフラップ手術時にデブライドメントと増感剤を併用した半導体レーザーの照射を行った場合，デブライドメントのみの場合と比較して**臨床パラメータは改善したが，嫌気性菌の減少程度には差異がみられなかった**ことが報告している．

　他方，Papadopulosら（2015）は，同様の研究において，臨床パラメータの改善について，**半導体レーザーを用いた場合と用いなかった場合で差異がなかった**としている．しかし，外科処置時のインプラント表面の除染に半導体レーザーを応用したRCTはこれらの2編のみであり，今後よりクオリティの高い，大規模な研究が望まれる．

　いずれにせよ，半導体レーザーについてのRCTは数が限られており，適応も限定され，**治療もほかの機械的なデブライドメントと併用することが前提**であることに注意すべきである．

参考文献

1. Bassetti M, Schär D, Wicki B, Eick S, Ramseier CA, Arweiler NB, Sculean A, Salvi GE. Anti-infective therapy of peri-implantitis with adjunctive local drug delivery or photodynamic therapy：12-month outcomes of a randomized controlled clinical trial. Clin Oral Implants Res 2014；25(3)：279-287.
2. Bombeccari GP, Guzzi G, Gualini F, Gualini S, Santoro F, Spadari F. Photodynamic therapy to treat periimplantitis. Implant Dent 2013；22(6)：631-638.
3. Caccianiga G, Rey G, Baldoni M, Paiusco A. Clinical, radiographic and microbiological evaluation of high level laser therapy, a New photodynamic therapy protocol, in peri-implantitis treatment；a pilot experience. Biomed Res Int 2016；2016：6321906.
4. Deppe H, Horch HH, Neff A.Conventional versus CO2 laser-assisted treatment of peri-implant defects with the concomitant use of pure-phase beta-tricalcium phosphate：a 5-year clinical report.Int J Oral Maxillofac Implants 2007；22(1)：79-86.
5. Deppe H, Mücke T, Wagenpfeil S, Kesting M, Sculean A. Nonsurgical antimicrobial photodynamic therapy in moderate vs severe peri-implant defects：a clinical pilot study. Quintessence Int 2013；44(8)：609-618.
6. Kotsakis GA, Konstantinidis I, Karoussis IK, Ma X, Chu H.Systematic review and meta-analysis of the effect of various laser wavelengths in the treatment of peri-implantitis.J Periodontol 2014；85(9)：1203-1213.

7. Lerario F, Roncati M, Gariffo A, Attorresi E, Lucchese A, Galanakis A, Palaia G, Romeo U. Non-surgical periodontal treatment of peri-implant diseases with the adjunctive use of diode laser：preliminary clinical study. Lasers Med Sci 2016；31(1):1-6.
8. Maiman TH. Stimulated optical radiation in ruby. Nature 1960 187：493-494.
9. Natto ZS, Aladmawy M, Levi PA Jr, Wang HL. Comparison of the efficacy of different types of lasers for the treatment of peri-implantitis：a systematic review. Int J Oral Maxillofac Implants 2015；30(2)：338-345.
10. Papadopoulos CA, Vouros I, Menexes G, Konstantinidis A. The utilization of a diode laser in the surgical treatment of peri-implantitis. A randomized clinical trial. Clin Oral Investig 2015;19(8):1851-1860.
11. Persson GR, Roos-Jansåker AM, Lindahl C, Renvert S. Microbiologic results after non-surgical erbium-doped:yttrium, aluminum, and garnetlaser or air-abrasive treatment of peri-implantitis：a randomized clinical trial. J Periodontol 2011；82(9)：1267-1278.
12. Renvert S, Lindahl C, Roos Jansåker AM, Persson GR. Treatment of peri-implantitis using an Er:YAG laser or an air-abrasive device：a randomized clinical trial. J Clin Periodontol 2011；38(1):65-73.
13. Romanos GE, Nentwig GH.Regenerative therapy of deep peri-implant infrabony defects after CO2 laser implant surface decontamination. Int J Periodontics Restorative Dent. 2008；28(3)：245-255.
14. Romeo U, Nardi GM, Libotte F, Sabatini S, Palaia G, Grassi FR. The antimicrobial photodynamic therapy in the treatment of peri-implantitis. Int J Dent 2016；2016:7692387. doi：10.1155/2016/7692387. Epub 2016 Jun 26.
15. Schwarz F, Sculean A, Rothamel D, Schwenzer K, Georg T, Becker J. Clinical evaluation of an Er：YAG laser for nonsurgical treatment of peri-implantitis：a pilot study. Clin Oral Implants Res 2005；16(1)：44-52.
16. Schwarz F, Bieling K, Bonsmann M, Latz T, Becker J. Nonsurgical treatment of moderate and advanced periimplantitis lesions：a controlled clinical study. Clin Oral Investig 2006；10(4)：279-288.
17. Schwarz F, Bieling K, Nuesry E, Sculean A, Becker J. Clinical and histological healing pattern of peri-implantitis lesions following non-surgical treatment with an Er:YAG laser. Lasers Surg Med 2006；38(7)：663-671.
18. Schwarz F, Sahm N, Iglhaut G, Becker J. Impact of the method of surface debridement and decontamination on the clinical outcome following combined surgical therapy of peri-implantitis：a randomized controlled clinical study. J Clin Periodontol 2011；38(3)：276-284.
19. Schwarz F, John G, Mainusch S, Sahm N, Becker J. Combined surgical therapy of peri-implantitis evaluating two methods of surface debridement and decontamination. A two-year clinical follow up report. J Clin Periodontol 2012；39(8)：789-797.
20. Schwarz F, Hegewald A, John G, Sahm N, Becker J. Four-year follow-up of combined surgical therapy of advanced peri-implantitis evaluating two methods of surface decontamination. J Clin Periodontol 2013；40(10)：962-967.
21. Schwarz F, John G, Hegewald A, Becker J. Non-surgical treatment of peri-implant mucositis and peri-implantitis at zirconia implants：a prospective case series. J Clin Periodontol 2015：783-788.
22. Schär D, Ramseier CA, Eick S, Arweiler NB, Sculean A, Salvi GE. Anti-infective therapy of peri-implantitis with adjunctive local drug delivery or photodynamic therapy：six-month outcomes of a prospective randomized clinical trial. Clin Oral Implants Res 2013；24(1)：104-110.
23. Thierbach R, Eger T. Clinical outcome of a nonsurgical and surgical treatment protocol in different types of peri-implantitis：a case series. Quintessence Int 2013；44(2)：137-148.
24. Yan M, Liu M, Wang M, Yin F, Xia H. The effects of Er:YAG on the treatment of peri-implantitis：a meta-analysis of randomized controlled trials. Lasers Med Sci 2015；30(7): 1843-1853.

CHAPTER 7 インプラント周囲炎へのレーザー治療の指針・クリニカルクエスチョン

section 2
クリニカルクエスチョン

Q1 適切な出力などを知りたい

　適切な出力は，波長ごとに，また同一波長でも，**機種**，**先端チップの形状**によっても異なる．また，**治療目的**ごとに適切な出力は異なる．さらに，同一機種で同じ形状の先端チップを使用しても，照射対象までの**わずかな距離の差**で照射面でのエネルギー密度が大きく異なるので，注意が必要である．使用するレーザー機器のチップ先端からレーザー光がどのように照射されるのかを明確にして，必要最低限の出力に設定する．

　インプラント体はレーザー光によって加熱されるということに十分留意し，低い出力で間歇的に照射を行うのが安全である[1]．
　Er: YAG レーザーは，十分な注水下ではインプラント体の加熱は起こらないが，チップ先端がインプラント体に接触しないように十分な注意が必要である．＊治療目的，波長ごとの適正出力は **CHAPTER 6** を参照

Q2 インプラント周囲炎の治療で，波長の異なる各種のレーザーは，どんなメリット・デメリットがあるのか？

　インプラント体へのレーザーの波長（種類）ごとの作用は大きく異なる．レーザーを使用したインプラント周囲炎へのアプローチで，**粘膜**，**骨**，**インプラント体**にもっとも安全に有効利用できるのは，注水下で使用する Er: YAG レーザーである[2]．
　炭酸ガスレーザーや半導体レーザーは，インプラント体のデブライドメントには**不向き**であるので，殺菌を期待した低出力照射でのみ使用される[3]．
　Nd: YAG レーザーは，インプラント体への不良な影響が大きく，また，骨への熱的損傷が危惧されるため，使用には十分な注意が必要となる．

Q3 インプラント周囲炎をレーザー照射でレスキューすることはできるのか？

　インプラント周囲粘膜炎・周囲炎の治療の研究は決して十分ではなく，レーザーを使用した研究はさらに少ない．
　文献レビューでは，手用器具，回転ブラシ，消毒液の

塗布，抗菌剤の局所投与などによる，**レーザー照射以外の処置と比較して，レーザー照射によるインプラント周囲炎の治療は，短期的には治療の成績がよいが，長期的には同等である**というレビューがなされている[4]．つまり，レーザーを用いた処置は他法に比べても十分な効果が得られている[5]．

とくに，レーザー光には殺菌効果とともに，組織活性化効果も期待できる．この効果が短期的には他法よりもよい結果が得られた原因である可能性は否めない．

Q4　何回の照射でレスキューできるのか？

インプラント周囲粘膜炎には殺菌効果を期待してインプラント周囲溝に低出力照射することがある．再評価により改善がみられない場合は，原因の除去（多くは，インプラント体と上部構造の粘膜下での不適合，合着材の取り残し）の精査を行う．レーザーの殺菌効果，組織活性化効果の作用で一時的な炎症の改善がみられることがあるので，適正な期間での再評価が必要である．**日を改めて何度も照射する必要はない**．機械的なプロフェッショナルクリーニングとレーザー照射の併用を行い，炎症の原因を確定，除去を行うことが肝要である．感染がインプラント粗造面に及ぶ場合は，インプラント周囲炎の診断がなされ，外科的処置が第一選択になる．

Q5　インプラント周囲炎の発症予防のために，予防的にレーザー照射することは適正か？

正常なインプラント補綴にはインプラント周囲溝が存在する．インプラント周囲溝内は歯肉溝と同様にグラム陽性菌などが存在して無菌ではない．生体防御機能と細菌のバランスがとれている場合には，炎症反応は起こらない．しかし，バランスが崩れたり，グラム陰性菌などの炎症を誘発する菌の増殖が起こると，インプラント周囲粘膜炎や骨欠損をともなうインプラント周囲炎を引き起こす．

レーザー光および半導体レーザーやLEDを使用した抗菌PDT（a-PDT）療法は，菌種にかかわらず**殺菌効果**がある[6]．また，**組織活性化効果**で溝内への好中球の遊走が報告されている．

正常な環境のインプラント周囲溝にレーザー照射を行い**殺菌**することは，インプラント周囲溝内の細菌叢の変化をきたす可能性がある．また，局所的に**活性化**を行うことで，インプラント周囲溝の環境が安定した状態から変動する環境になる．殺菌によって日和見感染が起こるとは考えにくいが，**安定している正常な細菌叢のインプラント周囲溝にあえてレーザーを照射したり，抗菌PDT療法を行うのは，十分な根拠に欠けることは否めない**．

現状では，インプラント周囲粘膜炎・周囲炎の発症予防には，**適正な期間でのプロフェッショナルクリーニングと患者指導が第一であり，予防的レーザー照射を行う根拠は少ない**．

Q6 レーザーが均一にインプラント表面に照射され，無菌に近い状態になっていることをどのように確認すべきか？ 表面に染出液をぬったり，マイクロスコープを併用したりすべきなのか？

骨縁上のインプラント粗造面の殺菌に染色液を塗布する必要はない．

炭酸ガスレーザー，半導体レーザー

炭酸ガスレーザーや半導体レーザーでは，低出力で殺菌を行うため，塗布した染色液が粗造面の凹凸に入り込み，レーザー光が粗造面に到達しにくくさせてしまう恐れがある．

インプラント体が無菌に近い状態になっていることの確認は不可能であるので，炭酸ガスレーザー・半導体レーザーでは，機械的なデブライドメントの後によく乾燥させた粗造面に低出力で多方向から間欠的に照射を行うことで，インプラント体の加熱を避け，粗造面全体の殺菌効果を期待する．

Er: YAG レーザー

注水下で Er: YAG レーザーを使用すると，汚染面の色調が新生金属色に変化していくのが目視されるので，染色液は不要である．十分な注水下での Er: YAG レーザーの使用はインプラント体を加熱しないため，時間をかけて照射することができる．できるだけさまざまな方向から照射することを心がけることで，粗造面全体の均一な殺菌が期待できる．

保護ゴーグル着用の下，ルーペやマイクロスコープを使用して術野を拡大観察することは，非常に有効な手段である．

Q7 Er: YAG レーザーの照射量は，各インプラント体の表面性状で変えるべきか？ Ti-unite のような複雑な凹凸構造では多く照射し，SLA（Sand-blasted Large-grit Acid-etched surface）は中程度，ダブルエッチングの OSSEOTITE では少なめでよいなど，変えるべきか？

現在，インプラント粗造面表面性状の違いによる Er: YAG レーザーを使用したデブライドメントおよび殺菌に要する照射量に関する知見はない．Er: YAG レーザーは注水下でインプラント体の加熱を起こさないので，粗造面全周に照射角度を変えながら十分に照射を行えばよい．殺菌の程度は判断できないので，表面性状にかかわらず十分な照射を心がける．

ただし表面性状の違いは，粗造面に変性を起こすエネルギー量に違いがある．十分な量の注水を行い，直接コンタクト照射を避け，照射面をよく観察しながら適正な距離を保つことが肝要である．

Q8 レーザー外科手術を開始する目安はいつの時期なのか？　たとえば漿液性の浸出液を認めたときなどか？　開始が遅くなればimplantplasty（スレッド除去）を併用しても予後が悪いと感じる

　弱圧のプロービングでインプラント粗造面を触知した場合，エックス線写真検査による骨の透過像とあわせてインプラント周囲炎と診断される．出血・排膿・浸出液の性状にかかわらず，第一選択は外科処置である．症例によるが，一般にインプラント周囲炎の進行は，歯周炎の進行より早いことが知られており，早急な対策が必要となる．

　外科処置に先立って口腔内の清掃を行うが，インプラント周囲溝にレーザー照射や抗菌PDT療法を行っておくことで，周囲粘膜の炎症の軽減や組織活性化の効果をえることが期待できる．同時に抗菌剤の局所塗布も有用である．手術時に周囲粘膜の炎症が軽減されていることは術後の経過によい影響を及ぼす．

　したがって，**レーザー外科手術を開始する目安は，周囲粘膜の急性炎症状態が改善したときである**．

Q9 外科手術の際には，インプラント体にEr: YAGレーザー照射を行うだけでよいのか？　回転切削器具を用いたimplantplasty（スレッド除去）を併用すべきか？

　外科処置時にチタン回転ブラシでの清掃やEr: YAGレーザー照射を行っても病原菌の完全な除染は困難であるという報告がある．それゆえ，ダイヤモンドバーとホワイトポイントなどを使用して粗造面の除去を行い，完全に除菌を試みるimplantplastyを行う術式がある．**バーで削除する前に粗造面のデブライドメントをEr: YAGレーザーで行っておくことは，汚染物を術野に拡散させないために有効である**．

　一方で，implantplastyで研磨された面よりも，粗造面を残したほうが，高い比率で再オッセオインテグレーションがえられたという報告もある．

　現在のところ，Er: YAGレーザーを使用したインプラント周囲炎の外科処置は，ほかの従来の方法と比較すると長期的に同様の効果が示されているが，implantplastyとの明確な比較はない．結論を出すにはさらなる研究が必要である．

参考文献

1. Stubinger S, Etter C, Miskiewicz M, Homann F, Saldamli B, Wieland M, Sader R. Surface alterations of polished and sandblasted and acid-etched titanium implants after Er:YAG, carbon dioxide, and diode laser irradiation. Int J Oral Maxillofac Implants 2010；25(1)：104-111.
2. Schwarz F, John G, Mainusch S, Sahm N, Becker J.Combined surgical therapy of peri-implantitis evaluating two methods of surface debridement and decontamination. A two-year clinical follow up report. J Clin Periodontol 2012；39(8)：789-797.
3. Tosun E, Tasar F, Strauss R, Kıvanc DG, Ungor C. Comparative evaluation of antimicrobial effects of Er:YAG, diode, and CO2 lasers on titanium discs: an experimental study. J Oral Maxillofac Surg 2012；70(5)：1064-1069.
4. Ashnagar S, Nowzari, H, Nokhbatolfoghahaei H, Zadeh BY, Chinirush N, Zadeh NC. Laser treatment of peri-implantitis：A Literature Review. J Lasers Med Sci 2014 Autumn；5(4): 153-162.
5. Mailoa J, Lin GH, Chan HL, MacEachern M, Wang HL. Clinical outcomes of using lasers for peri-implantitis surface detoxification: a systematic review and meta-analysis. J Periodontol. 2014；85(9)：1194-1202.
6. Bassetti M, Schär D, Wicki B, Eick S, Ramseier CA, Arweiler NB, Sculean A, Salvi GE. Anti-infective therapy of peri-implantitis with adjunctive local drug delivery or photodynamic therapy：12-month outcomes of a randomized controlled clinical trial. Clin Oral Implants Res 2014；25(3)：279-287.

CHAPTER 8
インプラント周囲炎のレーザー治療・症例アーカイブ

このCHAPTERでは，インプラント周囲粘膜炎・周囲炎のレーザー治療症例を紹介する．

case 1
【Er: YAGレーザー】フラップ手術をせずにインプラント周囲の清掃と殺菌を行った症例

症例の概要

患者は69歳の女性．下顎右側インプラント部の違和感があり2014年に受診．同部位は2002年当医院にてインプラント（ストローマンインプラント　TPS）を埋入し，部分床義歯のアンカーとして使用していた．患者は1年に1度の定期検診をしていたが，歯肉からの出血と違和感とともに，義歯の不具合により来院した．

現病歴

2週間前よりインプラント部の歯肉が義歯にあたって疼痛があり，ブラッシング時および義歯の着脱時に疼痛と出血があるため受診した．

現症

術前の口腔内写真を**図1a, b**に示す．7̄インプラント部に歯肉の炎症が認められ，プロービングポケットデプス（以下，PPD）は全周囲に6～8 mm，BOP（bleeding on probing）は＋，ポケットより排膿が認められた．インプラントの動揺度は0であった．デンタルエックス線写真で骨の吸収が認められた（**図2**）．

診断

インプラント周囲炎のFroumの分類[1]で，軽度から中等度のインプラント周囲炎と診断した．

治療計画

患部は義歯のアンカーとして利用されており，外科的な

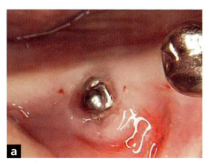
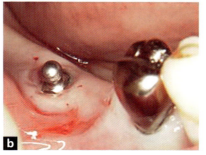

図1a,b　術直前の状態．歯肉の炎症と排膿がみられる．

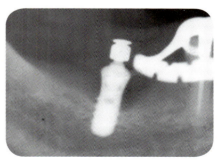

図2　術前のデンタルエックス線写真．歯槽骨の吸収がみられる．

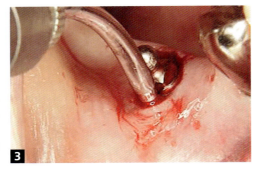
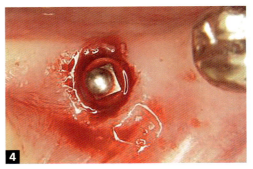

図3 治療時の状態．レーザーチップをポケット部へ挿入し軟組織の蒸散をする．

図4 術直後の状態．歯肉に出血がみられる．

侵襲を大きくすると義歯の使用が困難になるため，歯肉剥離をせずにインプラント周囲の清掃と殺菌をレーザーにて行い，その後，病状が軽減しない場合は，歯肉剥離をともなう外科的な処置をすることを患者に説明し，同意を得た．

レーザーによる治療

初診時，義歯の内面の削合により，炎症部に対する義歯の接触痛を軽減し，1週間後，1/8万エピネフリン含有2%塩酸リドカイン1.8 mLにより患部を浸潤麻酔後，ポケットプローブにて骨までの距離を計測した．インプラント辺縁軟組織から骨までの距離は6〜10 mmであった．

Er: YAGレーザー(Erwin AdvErl，モリタ)に円柱型のチップ(C600F，モリタ)を装着し，パネル出力80 mJ，繰り返しパルス20 pps，注水下にて，インプラント周囲の軟組織を蒸散した(**図3**)．その後，円錐台型チップ(PS600T，モリタ)に変え，インプラントと軟組織の間に挿入し，パネル出力30mJ，繰り返しパルス20 pps，注水下にて，インプラント体へレーザーを照射し，清掃を行った．生理食塩水のガーゼにて5分間圧迫止血した(**図4**)．

治療経過

術後1週間で軟組織は安定し，2週後において軟組織の炎症は消失，義歯の装着時の違和感もなく，PPDは3〜6 mm，BOP−で，インプラントの動揺はなかった(**図5a, b**)．この時期から，患者へインプラント部の清掃を軟毛のブラシにて行うように指導した．エックス線写真による経過の観察では術後6か月でインプラント周囲の骨は安定し，インプラント支持骨の平坦化がみられ(**図6**)，術後1年でも術部位の骨は安定し，骨稜の平坦化がみられた(**図7**)．

考察

インプラント周囲炎の治療は，外科的な埋入位置や補綴的な問題以外では，インプラント表面から細菌や付着物を取り除くことを主目的としている．事実，インプラント周囲炎の大部分は歯周病菌と同様の細菌がインプラント表面に存在することから，これを取り除くことが重要であると考えられている．

Er: YAGレーザーの2.94μmの波長は，水への吸収が高く，熱的な影響は少ないといわれている．よって，その使用は，すでに歯周病の治療で根面のデブライドメントや，炎症性の不良肉芽の除去において評価を得てい

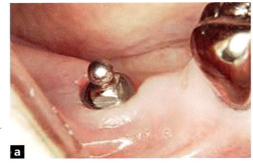
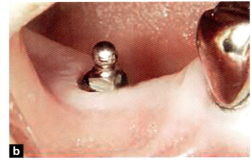

図5a, b 術後2週間後の状態．歯肉の炎症はなく，出血・排膿もない．

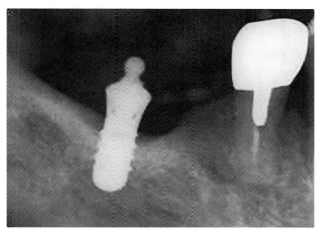

図6 術後6か月のデンタルエックス線写真．歯槽骨の平坦化がみられる．

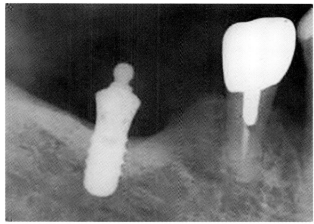

図7 術後1年のデンタルエックス線写真．歯槽骨は安定している．

る．また，チタンに対しても熱的な損傷を与えることが少なく，汚染物質を取り除くことができ[2]，照射された部位の殺菌も可能である．しかし，**複雑な形状のインプラント表面に対してレーザーを確実に照射することは難しく，また，高出力でのレーザー照射はチタン表面を変性させる可能性があるので注意**が必要である[3]．

本症例では，フラップ手術でインプラント部の露出をせずに，レーザーチップをポケット内部へ挿入して処置を行った．すなわち，インプラント周囲の内面軟組織をレーザーで照射することにより，インプラントと軟組織の間に間隔を設け，インプラント表面を目視できるようにし，インプラント表層の付着物をレーザーで除去するのと，炎症性の軟組織を除去するのを同時に行った．術後，歯肉が安定して骨吸収が進行しなかったのは，インプラント表面のEr：YAGレーザーによる減菌によるところが大きいと考えられる．しかしこのような処置では，インプラント表層部の汚染物質を確実に除去することは不可能であり，術後に状況が悪化したときには，歯肉剥離を行い，インプラントの露出後，汚染物質と炎症性軟組織の確実な除去が必要となる．

インプラント表面の形状はさまざまな形状があるので，**術前に同種類のインプラント体にレーザーを照射し，適切な出力を確認することが重要**である．また，アパタイトの表面構造のインプラントでは，レーザー照射で表層が剥離するので注意が必要である．一方，表面構造を積極的に除去することで，汚染物質の除去と殺菌ができるという報告もある[4]．

通常，インプラント周囲炎の処置では，歯周病治療での基本治療的な処置は存在しないため，その治療法は軟組織の剥離による外科的な処置が選択される．しかし，炎症部の外科的な処置は，術後の疼痛や大きな歯肉の退縮を生ずる恐れがある．Er：YAGレーザーを用いた，基本治療を行うことにより炎症を縮小させた後，必要であれば歯肉剥離をともなう外科処置を行うことで，術後の安定が得られるのではないかと考えられる．

本症例では，歯肉剥離をともなう外科的な処置を加えることなく病状が安定したため，経過を観察しているが，必要であれば外科的に対処する可能性がある．

Er：YAGレーザーによる，インプラント周囲炎の歯肉剥離を用いない処置は有効であると考えられる．

参考文献

1. Froum SJ, Rosen PH. A proposed classification for peri-implantitis. Int J Perodontics Restorative Dent 2012；32(5)：533-540.
2. Matsuyama T, Aoki A, Oda S, Yoneyama T, Ishikawa I. Effect of Er：YAG laser irradiation on titanium implant materials and contaminated implant abutment surfaces. J Clin Laser Med Surg 2003；21：7-17.
3. Taniguchi Y, Aoki A, Mizutani K, Takeuchi Y, Ichinose S, Takasaki AA, Schwarz F, Izumi Y. Optimal Er:YAG laser irradiation parameters for debridement of micro structured fixture surfaces of titanium dental implants. Lasers Med Sci 2013；28(4)：1057-1068.
4. 山本敦彦，田辺俊一郎，片木鉱樹，山本宏治．Er:YAG Laserのインプラント周囲炎への応用（臨床報告）．日レ歯誌 2009；20：81-87.

case 2
【Er: YAG レーザー】インプラント周囲歯肉を無麻酔下で蒸散した症例

症例の概要

患者は56歳の女性．上下顎左側臼歯部の欠損を主訴に来院された（**図1**）．これまでにも他院にてインプラントを埋入されており，欠損部にはインプラントによる補綴を希望されたため，精査のうえ，治療計画を立案し，通法にしたがい，欠損部に Straumann インプラントを埋入した．

|6̄ ： Standard/ Tissue lebel・直径4.1mm・長さ12mm
|7̄ ： Standard/ Tissue lebel・直径4.8mm・長さ10mm
|5̄ ： Nallow neck・直径3.3mm・長さ10mm
|6̄ ： Standard/ Tissue lebel・直径4.1mm・長さ10mm

約10週間の免荷期間の後，アバットメントを締結して印象採得を行い，ハイブリッドセラミックスにて前装した上部構造を製作し，テンポラリーセメントにて装着した．

装着から6か月後，|6̄7̄インプラント部の歯肉腫脹を訴えて来院された（**図2～4**）．インプラント周囲歯肉からの出血と腫脹を認めたが，インプラント体周囲の骨吸収はみられなかったため，インプラント周囲粘膜炎と診断し，Er: YAG レーザーを用いてインプラント周囲歯肉を蒸散することとした．

エネルギー設定

Er: YAG レーザーは硬組織を蒸散することが可能であり，コンポジットレジンやハイブリッドセラミックスなども，照射により蒸散されることが報告されている[1,2]．レーザーによって，前装したハイブリッドセラミックス部分を蒸散してしまうことを考慮し，テンポラリーセメントにて装着していた上部構造を外したうえで，処置をすることとした．また，高出力の設定では，チタン表面も変化させてしまうことから[3,4]，注水下にて80°カーブチップを用いてパネル出力を75mJ，繰り返しパルスは20ppsに設定することにした．

予備照射

Er: YAG レーザーを用いたソフトティッシュマネジメントでは，蒸散に際し，同エネルギー設定のまま，非注水にて，照射対象となる歯肉が白濁もしくはわずかに褐色に変化する程度まで照射する，いわゆる"**予備照射**"（参照 case10 改善照射）を行うことで，多くの場合，浸潤麻酔を使用せずに処置できることが報告されている[5]．本症例でも同様に，予備照射のうえで蒸散したことで，表面麻酔のみにて処置することができた（**図5**）．

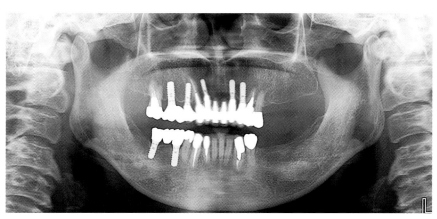

図1 インプラント埋入前のパノラマエックス線写真．

CHAPTER 8 インプラント周囲炎のレーザー治療・症例アーカイブ

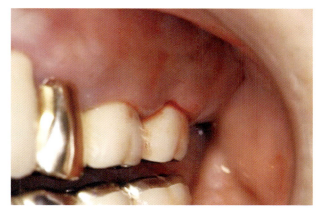

図2 腫脹を主訴に来院された際の|67相当部インプラント周囲歯肉.

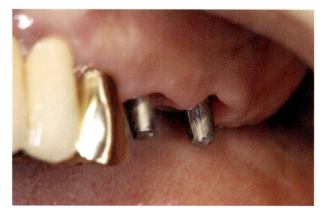

図3 上部構造を外したアバットメント周囲歯肉.

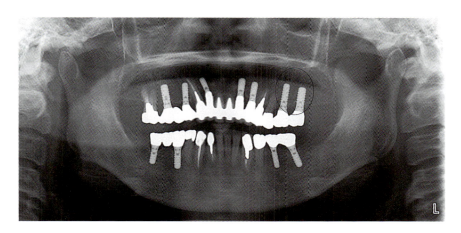

図4 来院時のパノラマエックス線写真.

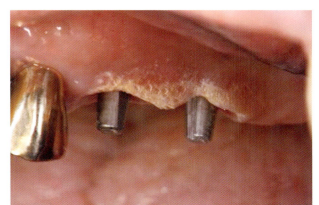

図5 蒸散に際して予備照射を行った状態.

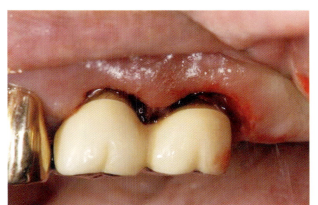

図6 Er:YAG レーザーによる歯肉蒸散直後.

術後経過

処置直後に多少の出血をともなったが，浸潤麻酔をすることなく，腫脹していた歯肉を蒸散することができた（**図6**）．翌日の来院時には乳白色の歯肉を認め，治癒が良好に進んでいるのがうかがえた（**図7**）．7日後に周囲歯肉はほぼ治癒しており，綺麗な状態になっているのがわかる（**図8**）．治癒が早いというのは，臨床における特

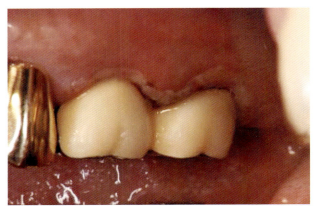

図7　術後1日後.

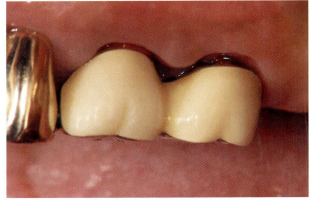

図8　術後7日後.

表1　術前後のペリオチャート.

	初診		術後3か月	
	⌊6	⌊7	⌊6	⌊7
近心	6	6	3	3
頰側	4	4	2	3
遠心	6	6	3	3
口蓋	5	5	3	3
BOD	++	++	−	−

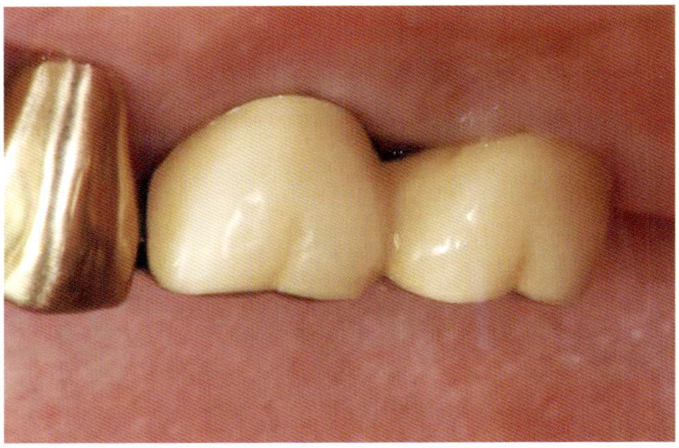

図9　術後6か月後の状態．安定した状態でメインテナンス中.

筆すべきアドバンテージである．治癒の促進には周囲組織に対するレーザーによるLLLTの効果も作用しているものと考えられる．

処置から6か月後，周囲歯肉は良好な状態を維持しており（図9），定期的なメインテナンスを続けており，現在は，約8年経過しているが，再発することもなく，良好に経過している．

参考文献

1. 渡辺有子，江黒徹，前田徹，田中久義．新世代歯冠修復材に対するEr：YAGレーザー照射の影響．歯学 1998；87(3)：329-339.
2. 江黒徹，小川正明，田辺翠，前田徹，田中久義．Er：YAGレーザーを照射した修復用合金の表面観察．日本レーザー歯学会誌 1998；9：13-22.
3. 江黒徹，小川正明，簗瀬武史，久保一美，前田徹，田中久義．インプラントのフィクスチャーに対するEr：YAGレーザー照射の影響．日本口腔インプラント学会誌 1999；12；4：504-510.
4. Eguro T, Ogawa M, Maeda T, Tanaka H. The Surface observation of Er：YAG laser irradiated polished titanium. Proceeding of 5th congress WCOI, 2002：622-623.
5. 江黒徹，青木章，鈴木貴規，淺井潤彦，簗瀬武史．インプラント2次手術におけるEr：YAGレーザーを用いた無麻酔下でのソフトティッシュマネージメント．第30回日本口腔インプラント学会関東甲信越支部学術大会講演抄録集 2011：98：0-47.

case 3
【Er: YAG レーザー】軽度インプラント周囲炎による骨吸収に組織再生を試みた症例

　本症例は<u>5</u>部に約10年前に埋入されたMytis Arrow type-C インプラント（ブレーンベース社，東京）周囲に発生した軽度のインプラント周囲炎に対し，フラップ展開後にEr: YAGレーザーとβTCPパウダーによるデブライドメントを行ったのち，欠損部に自家骨を補填することで再生を試みた症例である．

　下顎左側3本のインプラント上部構造の劣化が進み，脱離を繰り返すため，再補綴治療を希望して来院．エックス線写真診査の結果，軽度のインプラント周囲炎が発見されたものである．なお手術は顕微鏡下にて行われ，本文の術中写真はすべて顕微鏡からビデオ撮影されたものである．

術前の診断

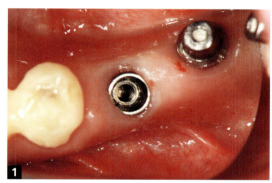 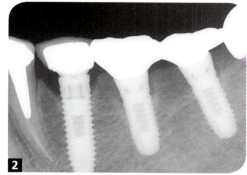 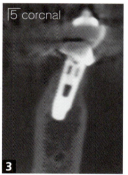

図1 歯周初期治療後にクラウンとアバットメントを外した状態での咬合面観．初診時は清掃不良であったが，現在は改善し，肉眼的には炎症は認められず，排膿もない．ポケットは全周2mm程度であるが，プラットフォームが歯肉縁上にあり，骨吸収と歯肉退縮が同時に進行してきたものと予想される．なお，咬合接触関係には大きな問題は認められなかった．
図2 術前エックス線写真．インプラントプラットフォームにまであったと思われる骨は近心遠心とも約2.5mm吸収し，皿状に骨が欠損しているものと予想される．後方のインプラントには同社の違う形態の製品が埋入されており，一部ディスインテグレーションしているようにもみえるが，今回は1本のみの処置となった．
図3 術前CT画像．プラットフォームから約2.5mmのところに骨頂があることが確認され，スレッドがインプラント周囲のポケット内に露出していることが確認される．

治療

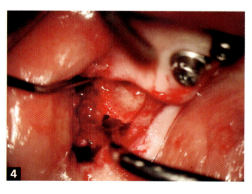 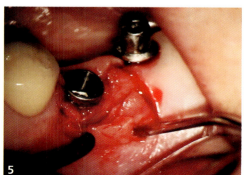

図4 保存価値の低い第三大臼歯を抜歯し，その遠心から移植用の骨を採取した．
図5 当該インプラント周囲歯肉のフラップを翻転．骨吸収のため，インプラント体のスレッドが露出していることが確認される．

PART 4 インプラント周囲炎へのレーザーの応用

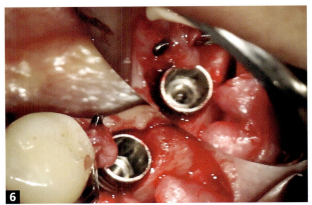
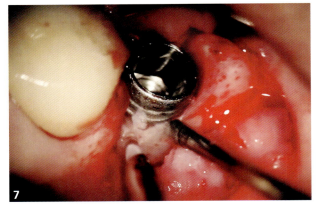

図6 手用器具により，大雑把に不良肉芽を除去する．直視できない遠心や舌側はミラーにより確認する．
図7 顕微鏡下にてインプラントと骨の間に進入した軟組織を確認する．Er: YAGレーザーにて肉芽を骨とともに廓清する．これにより不良肉芽の除去・骨整形・インプラント体のデブライドメンドが同時に行える．なお，使用機材はErwin AdvErl Evo（モリタ），チップはC-600F，出力は50mj・10Hz 総照射時間は約200秒であった．

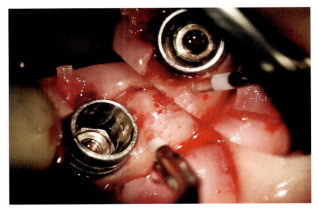
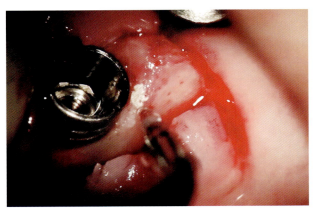

図8 可及的にチップがインプラント軸に対し70〜90度に，また全周にわたって均一に照射できるよう努める．
図9 吸引が強すぎるとチップからの水が吸引され，乾燥状態で照射されてしまうことがあり，注意を要する．

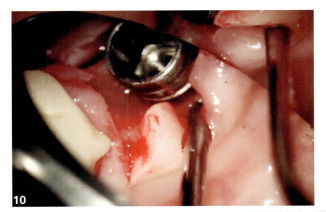
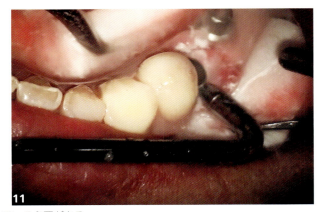

図10 舌側の鏡面観．視野の確保には，普段から顕微鏡の操作に習熟している必要がある．
図11 Er: YAGレーザーの効果が露出インプラント体全面にまで及んでいるとは考えにくく，とくに近遠心やスレッドのアンダーカット部への効果は十分とはいい難い．そのような部位をカバーする意味で，筆者はβTCPパウダー（ブレーンベース社　東京）を噴射し，デブライドメントの確実性を上げるようにしている．βTCPパウダーは残存しても吸収されるため，安全性が高い．噴射にあたっては気腫の発生には十分気をつけるべきである．本症例ではフラップをコットンロールとピンセットで押さえながら行っている．

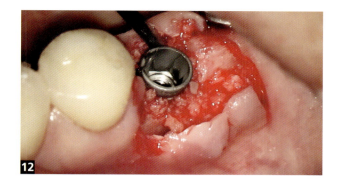
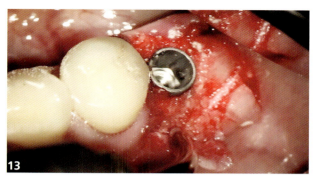
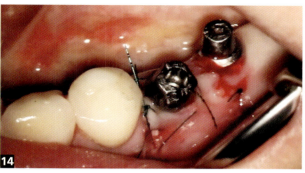

図12 図4で採取した骨を粉砕し，自己血と混和した後，骨欠損部に補填する．
図13 Er：YAGレーザーを照射し，骨が移動しないように凝固させる．照射条件は図7と同様である．
図14 フラップを5-0ソフトナイロン糸にて復位縫合，アバットメントを連結し，暫間補綴をして終了した．

術後の経過

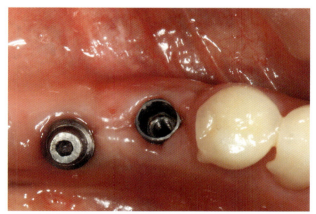
図15 術後2週間の咬合面観．発赤腫脹，補填骨の脱離などは観察されない．

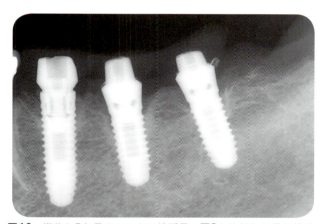
図16 術後1.5か月のエックス線所見．図2と比較して骨欠損部に移植骨が静置されていることがわかる．ただし，この骨が全周にわたりreintegrationするのかは不明であり，今後の定期検診で経過を追う予定である．

　初診時と術直前のプロービングポケットデプスは，全周にわたり3mm以下であった．しかし，これは本当にポケットが浅かったわけではなく，破壊はもっと深部にまで進行していると考えるべきである．天然歯と異なりインプラントは，スレッドにプローブの先端が当たり，正しい深さが計測でないことがほとんどである．頸部がフレア状になっているインプラント体やクラウンが装着されている場合では，さらに不正確になる．また，無理なプロービングはディスインテグレーションを加速させる可能性があり，筆者は主にBOP・エックス線写真・CT・細菌検査にてインプラント周囲炎の評価を行っている．

PART 4 インプラント周囲炎へのレーザーの応用

case 4
【Er: YAG レーザー】 細菌検査を併用しながら，中等度のインプラント周囲炎患者にレーザーを応用した症例

　患者は47歳の男性．上顎左側前歯部のインプラント周囲の違和感を主訴に，本学インプラント科から保存科に紹介来院（**図1，2**）．初診時，1┘インプラント周囲のプロービングポケットデプス（PPD）は7〜8mm，プロービング時の出血（BOP）・排膿はともに（+）であった．口腔内診査・歯周組織検査を行った後に，残存歯に対して歯周基本治療を行った．

　歯周基本治療終了後，Er: YAG レーザーを使用（照射条件：80mJ，10pps）して，1┘のインプラント周囲の除染を図った．また，2┘のインプラント周囲は超音波スケーラーのみを使用して治療を行い，コントロールとした．術前・術後には各臨床パラメーターを測定し，さらに細菌検査を行って比較・検討した．

Er: YAG レーザーによるインプラント体表面の蒸散

　Er: YAG レーザー（アーウィンアドベール・モリタ製作所）に C600F のチップを使用して，注水下で1回30秒間を目安に，絶えずチップの先端を動かしながら照射を行い，1分間のインターバルを置いた後，さらに30秒間の照射を行い，1┘インプラント体表面の蒸散と除染を行った（**図3a〜d**）．2┘は超音波スケーラーによるイリゲーションのみを行った．

臨床パラメーターの改善と細菌検査による客観的な治療成果の確認

　インプラント周囲炎に罹患したインプラント体周囲を Er: YAG レーザーを用いて掻爬したところ，PPD，

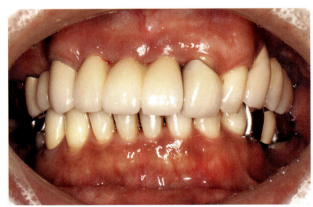

図1 初診時口腔内写真．患者は47歳の男性．本人は違和感を感じる程度．PD8mm. BOP（+）；2┘，1┘，┘1．排膿（+）1┘．連結冠のため動揺（−）．

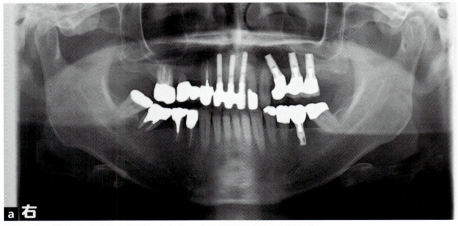
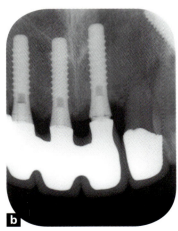

図2a, b 術前のパノラマとデンタルエックス線写真（2012年9月）．

CHAPTER 8 インプラント周囲炎のレーザー治療・症例アーカイブ

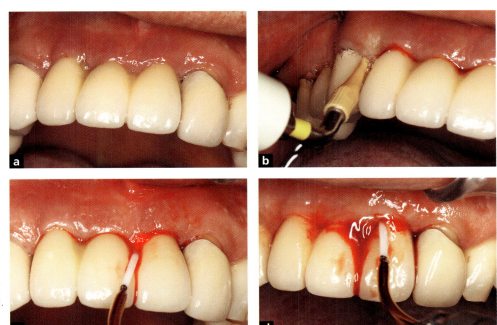

図3a～d Er: YAGレーザーによるインプラント体表面の蒸散. **b**は超音波スケーラーによるイリゲーションを示す.

BOP, 歯肉炎歯数(GI)などの診査項目では, 施術2週間後において, 著明な臨床所見の改善効果が認められた(**表1, 2**). また, 細菌学的検索の結果でも, 臨床所見の改善効果を支持する結果が得られた(**図4, 5**).

まとめ

近年, インプラント周囲炎に罹患する患者は増加傾向にあり, その対応策の検討は大きな課題の1つになっている. 超高齢社会や有病者歯科への対応として, 有効なノンサージカルアプローチの方法を構築していくことは, 今後重要な課題となると考えられる

Er: YAGレーザーは組織表面吸収型レーザーであるため, インプラント体への熱影響が少ない. また, Er: YAGレーザーは硬組織表面の蒸散作用にもすぐれていることがわかっており, 本症例においても, インプラント体表面のバイオフィルムやコンタミネーションを選択的に除去することができたため, 良好な結果が得られたと考えられる.

表1 Er: YAGレーザー(1部)によるインプラント体表面の蒸散による臨床パラメーターの変化.

臨床パラメーター	初診時	1か月後	1年後
BOP	+	−	+
排膿	+	−	−
PPD	8mm	4mm	4mm
GI	2	0	2

表2 超音波スケーラー(2部)によるインプラント体表面のスケーリングによる臨床パラメーターの変化.

臨床パラメーター	初診時	1か月後	1年後
BOP	+	+	+
排膿	−	−	−
PPD	6mm	3mm	4mm
GI	2	2	2

> **point**
> ①Er: YAGレーザーを使用してインプラント体周囲を除染すると, 歯周病原細菌の後戻りを抑制できる可能性がある.
> ②臨床所見の改善効果を客観的に確認することができるため, 術前・術後の細菌検査は有用である.

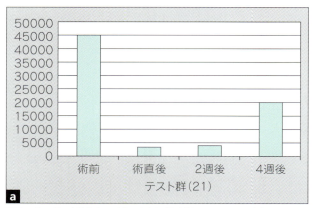
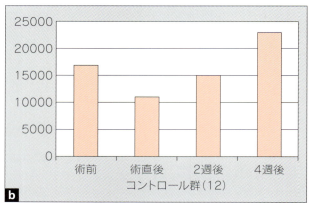

図4a, b Er: YAG レーザー（**a**）と超音波スケーラー（**b**）によるインプラント体表面の除染での，総細菌数の変化．

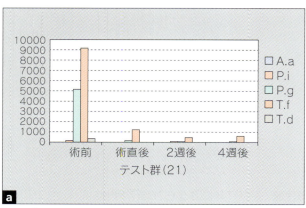
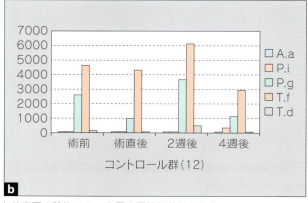

図5a, b Er: YAG レーザー（**a**）と超音波スケーラー（**b**）によるインプラント体表面の除染での，歯周病原性細菌数の変化．

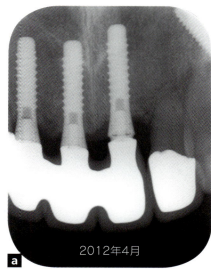
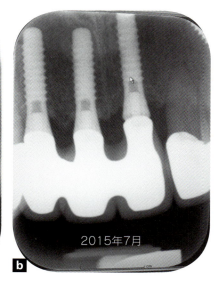

図6a, b 治療前（**a**）と直近（**b**）のデンタルエックス線写真との比較．

case 5
【Er: YAG レーザー】すり鉢状骨吸収を呈するインプラント周囲炎に抗菌薬服用下でレーザーを用いた症例

　インプラント周囲炎の治療はこれまでに確立されてなく，外科的対応は確実性があるが，有病・高齢社会で容易に適用できるわけではない．そのため，インプラント周囲炎に対する有効な治療法を構築することは重要である．歯周炎の治療に，抗菌薬を内服したうえで SRP を行う方法[1〜3]があり，歯周ポケット内の細菌のコントロールが可能で，良好な臨床結果が得られていることから，本症例では抗菌薬服用下で，インプラント周囲炎に Er: YAG レーザーを応用したので供覧したいと思う．

患者概要

患者　66歳の女性．
主訴　左下奥が腫れた．

表1　術前のインプラント周囲炎部のペリオチャート．

	遠心	中央	近心	遠心	中央	近心	遠心	中央	近心
舌側面 PD	2	1	2	⑥	⑧	⑧	2	1	1
歯種		5̄			6̄			7̄	
頬側面 PD	2	1	2	⑥	⑥	⑩	1	1	1
動揺度		0			0			0	
排膿		−			+			−	
G.I		0			3			0	

PD：プロービングデプス(mm)，○は出血を示す，G.I：gingival index

既往歴　2007年に 6̄ ならびに 7̄ 相当部位にインプラントを埋入（**図1〜3**，**表1**）．

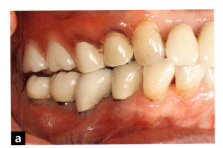
図1a　術前右側方面観．

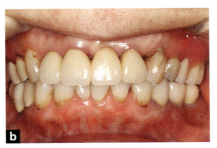
図1b　術前正面観．

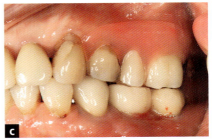
図1c　術前左側方面観．

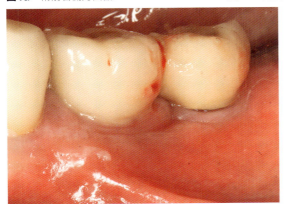
図2　6̄ インプラント相当部位（頬側拡大）．

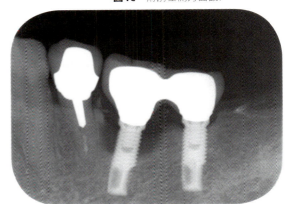
図3　6̄ インプラント相当部位エックス線写真．

PART 4　インプラント周囲炎へのレーザーの応用

診断　インプラント周囲炎（CIST 分類 D）

抗菌薬

抗菌薬は15員環のアザライド系ニューマクロライドであるアジスロマイシン（AZM，ジスロマックSR® ファイザー製薬，東京／2000mg　1回服用）を用いた．従来のマクロライド系抗菌薬に比べ薬剤半減期が長く，グラム陰性菌に対する抗菌活性が増強する．また，マクロライド系薬剤には，好中球などの食細胞に薬物が取り込まれ，炎症組織に集積するファゴサイトデリバリーという作用があり，なかでも，アジスロマイシンは細胞外の薬物濃度を1とすると，好中球内には約40倍濃度の薬物が取り込まれ，感染を起こした炎症組織に集積するため，すぐれた薬理効果を有する抗菌薬である．来院1日前に服用し，血中濃度が高い状態で来院させた（**図4**）．

照射条件　浸潤麻酔下
使用レーザー　Er：YAG レーザー（Erwin AdvErL Evo，モ

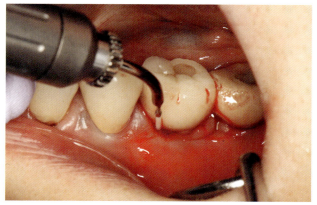

図4　術中 6| インプラント相当部位．

リタ）
チップ　C600F
出力　40mJ，20pps，注水下　計120秒

口腔内全体に対しては2mm以下のポケットに対しても超音波スケーラーにてイリゲーションを行いつつ，除染を図った（**図5，6，表2**）．

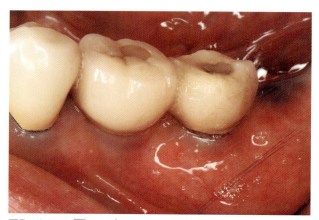

図5　術後2年 6| インプラント相当部位（頬側拡大）．

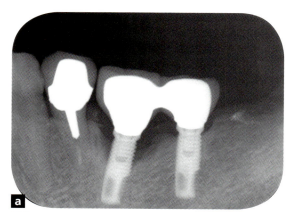

図6a　エックス線写真による継時的変化（術後3か月）．

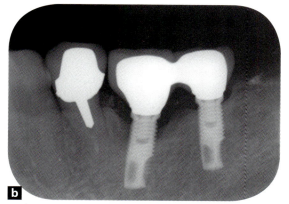

図6b　エックス線写真による継時的変化（術後1年）．

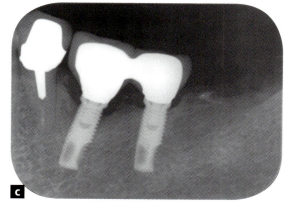

図6c　エックス線写真による継時的変化（術後2年）．

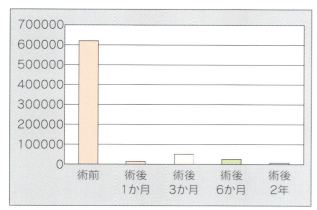

図7a インプラント体周囲の総細菌数.

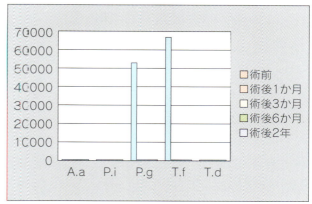

図7b インプラント体周囲の歯周病原細菌数.

表2 術後2年経過時のインプラント周囲炎部のペリオチャート.

	遠心	中央	近心	遠心	中央	近心	遠心	中央	近心
舌側面PD	2	1	2	2	2	2	2	1	1
歯種		⌐5			⌐6			⌐7	
頰側面PD	2	1	2	2	2	2	1	1	1
動揺度		0			0			0	
排膿		―			―			―	
G.I		0			0			0	

PD：プロービングポケットデプス(mm)

point

①アジスロマイシンの半減期は1週間程度だが，その薬理効果を長く期待できる．
②他部位からの細菌感染を予防するため，本施術方式を行う場合，インプラント周囲炎部位以外の残存歯に対して，ポケットイリゲーション，スケーリング，ルートプレーニングなどの処置を行うことが望ましい．

参考文献

1. Quirynen M, Bollen CM, Vandekerckhove BN, Dekeyser C, Papaioannou W, Eyssen H. Full- vs. partial-mouth disinfection in the treatment of periodontal infections : short-term clinical and microbiological observations. J Dent Res 1995 ; 74(8) : 1459-1467.
2. Gomi K, Yashima A, Nagano T, Kanazashi M, Maeda N, Arai T. Effects of full-mouth scaling and root planing in conjunction with systemically administered azithromycin. J Periodontol 2007 ; 78(3) : 422-429.
3. Yashima A, Gomi K, Maeda N, Arai T. One-stage full-mouth versus partial-mouth scaling and root planing during the effective half-life of systemically administered azithromycin. J Periodontol 2009 ; 80(9) : 1406-1413.

PART 4　インプラント周囲炎へのレーザーの応用

case 6
【Er: YAG レーザー】インプラント周囲炎のリカバリー手術にレーザーを用いた症例

症例の概要

患者　66歳の女性
初診　2011年4月
主訴　下顎総義歯および上顎部分床義歯の不安定による咀嚼困難
既往歴　特記事項なし
現病歴　約2年前より下顎無歯顎となった．下顎全部床義歯，上顎部分床義歯を装着していたが，安定性が得られず，インプラント治療を希望して来院した．

治療内容，治療手順

2011年6月，下顎に4本のボーンレベル・インプラントを埋入，マルチベース・アバットメントを連結，即時荷重を行った．

2013年1月，上顎5|，|4にインプラントを埋入した．免荷期間中は部分床義歯を使用した．

2013年11月（上顎インプラント埋入から10か月後），最後に埋入した3|に二次手術を行い，マルチユニット・アバットメントを連結，プロビジョナル・ブリッジと連結した（図1a〜c）．

インプラント周囲炎の発症

2014年1月（上顎インプラント埋入から12か月後），5|歯肉を圧すると違和感を認めたため，Er: YAG レーザー（10pps，30mJ）の照射を月1回のペースで行ったが，改善せず，患者が転倒して右腕がしびれて口腔清掃が不十分になったことも重なり，2014年4月には白色粘稠な浸出液を認めはじめた．プロービングポケットデプスは6mmであった．

2014年8月（上顎インプラント埋入から1年7か月後），エックス線写真（図2a）では近心の骨吸収を認めたため，インプラント頚部のレーザー照射による除染，骨補塡材の填入による骨造成を行った．粘膜を剥離すると，近心歯槽骨は吸収し，2〜3スレッド露出していた（図2b）．Er: YAG レーザーを50mJ 10pps照射し，表面の灰色がやや黒く変化するのを目安とした（図2d）．骨補塡材セラフォームを填入し，減張切開により，創の完全閉鎖を行った（図2f，g）．

2015年5月（上顎インプラント埋入から2年4か月，骨造成手術より9か月），創の裂開は認められず，完全被覆していた．5|に二次手術を行い，マルチユニット・アバットメント30°5mmを連結，プロビジョナル・ブリッジと連結した（図3a，b）．

2016年2月（上顎インプラント埋入から3年1か月，骨造成手術より1年6か月），アバットメントレベルの印象採得を行い，ジルコニア最終上部構造連結した．

経過と考察

粗造チタン表面インプラントが本邦の日常臨床に導入

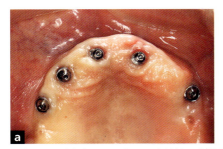 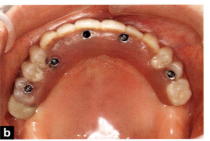 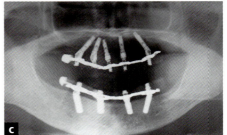

図1a〜c　追加部アバットメント連結．3|埋入から3か月後，二次手術を行い，アバットメントを連結プロビジョナルブリッジと連結した．

CHAPTER 8 インプラント周囲炎のレーザー治療・症例アーカイブ

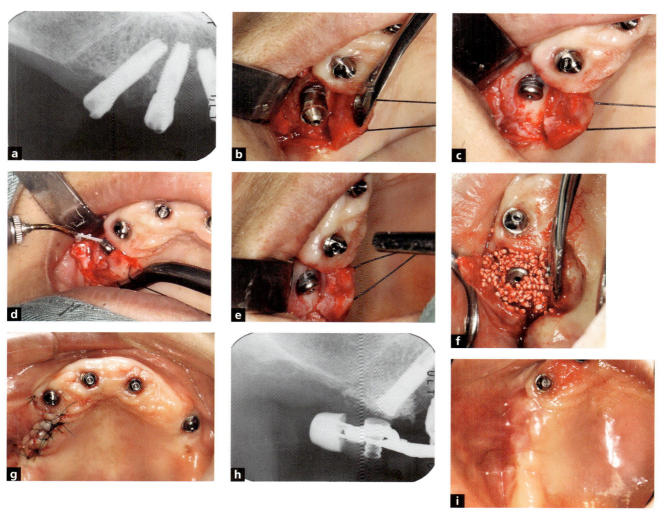

図2a～i 骨造成手術．患者は転倒し，右腕がしびれ，医科に通院していた．口腔清掃が不良になり，右後方インプラントから再度浸出液を認めた．Er: YAGレーザー(30mJ)を再診ごとに照射したが，改善しなかったため，手術を行った．フラップを展開すると，2～3スレッドの骨吸収を認めた．Er: YAGレーザー50mJを照射，汚染された酸化層を蒸散する目安として，少し黒く変色するまで行った．骨補填材セラフォームを填入し，減張切開，フラップを完全閉鎖した．エックス線写真では，インプラント体頸部に十分な骨補填材を認めた．術後創の裂開は認めず，治癒は良好であった．

されてから20年程度経過している．長期経過にともなう問題も増加しており，最近では，インプラント埋入術式よりも，インプラント周囲炎への対策がトピックになっている．

インプラント周囲炎は，処置せずに自然治癒する疾患ではない．粗造表面の汚染除去は困難であり，炎症は徐々に進行し，インプラントの撤去や自然脱落に至ることもある[1]．しかし，インプラント周囲炎の進行を停止させ，失われた周囲骨を再び獲得させることができれば，インプラントは機能し続けることができる．

①原因

はじめに，インプラント周囲炎を発生させないことが肝要である．本症例では，**インプラント埋入後に，術前に使用していた部分床義歯を装着したことがインプラント周囲炎の原因**となった．残存歯を支台にしたテンポラリーブリッジを装着していれば，発症しなかったと思われる．埋入手術後には，可撤性床義歯を装着しないように，治療手順を改めている．

②チタン表面の汚染除去

チタン表面の汚染除去にはEr: YAGレーザーを使用した．このレーザーの波長は水に吸収されるため，熱による骨へのダメージが少なく，治癒促進も期待される．さらに，汚染されたチタン酸化層を蒸散・剥離し，新生面をつくることができると報告されている[2]．

PART 4　インプラント周囲炎へのレーザーの応用

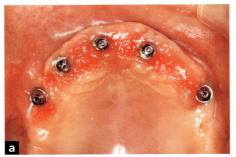
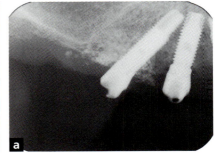

図3a, b　除染骨造成部の二次手術．除染骨造成手術より9か月後，歯肉の裂開は認められず，完全に被覆していた．5 に二次手術を行い，マルチユニット・アバットメントを連結，プロビジョナル・ブリッジと連結した．

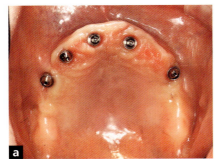
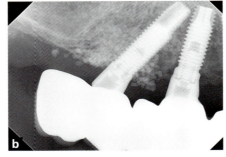
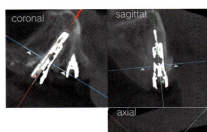

図4a〜c　最終補綴．除染骨造成手術より1年6か月後，経過良好でジルコニアの最終上部構造を連結した．炎症症状や浸出液は認められない．デンタルエックス線・CT撮影でインプラント体の頸部に十分な不透過像を認める．

Nevinsらは，Er: YAGレーザーの照射により汚染チタン層が除去され，オッセオインテグレーションが誘導促進されるか，Er: YAGレーザーがインプラント周囲炎の治療に利用可能かを研究した[3]．動物実験の結果，新しい骨とインプラントの接合が獲得され，インプラント周囲炎の進行が停止したと報告している．

Yoshinoらは，Er: YAGレーザーを用いてインプラント周囲炎の骨欠損部に骨再生を行った臨床2例[1]，YamamotoとTanabeは臨床1例を報告している[2]．

一方，Er: YAGレーザーはインプラント周囲炎の外科的治療に影響を与えなかったとする報告もある[4]．Schwarzらは，Er: YAGレーザー使用の有無がインプラント周囲炎の治療結果に影響を与えるかを研究した．フラップ手術を行い，軟組織を除去，頬側および歯槽頂上の骨外に露出したネジ山を除去した後，Er: YAGレーザーを使用した群と，プラスチックスケーラーでインプラント体表面を滑沢化，生理食塩水を浸した綿球で清拭した群を比較した（**図5a, b**）．どちらの群も，自家骨とコラーゲン膜で骨造成を行った．結果は，Er: YAGレーザー使用の有無にかかわらず，骨欠損部に骨造成を認めた．プロービングによる出血，アタッチメントレベルにおいて，2つの方法に有意差はなかった．

研究結果が異なっている理由は，Schwarzらの術式は，インプラント体からアバットメントを除去せず，天然歯の歯周病と同様の術式で骨造成手術を行っていることと考える．アバットメント貫通の術式では，いったん無菌状態にしても，細菌は歯肉とアバットメントの接続部から容易に侵入する．Schwarzの術式では，**Er: YAGレーザーの汚染除去効果が持続されることができず，綿球での清拭と差がなかったと思われる．**

表1　5 のペリオチャート．

	インプラント周囲炎発症時（2014年4月）	リカバリー手術日（2014年8月）	リカバリー術後2年4か月（2016年12月）
近心面PPD	6 mm	5 mm	2 mm
頬側面PPD	5 mm	4 mm	1 mm
遠心面PPD	3 mm	3 mm	1 mm
口蓋側面PPD	3 mm	3 mm	1 mm
BOP	++	+	−
動揺（ISQ値）	62（アバットメントレベル）	70（インプラントレベル）	63（アバットメントレベル）
浸出液	++	+	−

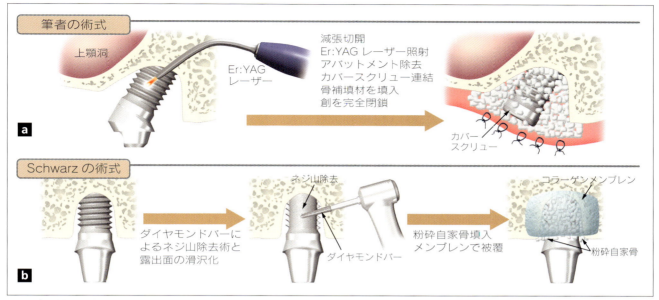

図5a, b 筆者の術式は，アバットメントを除去し，骨造成し，歯肉を完全閉鎖する方法．一方，Schwarzらの術式は，アバットメントは除去せず，骨欠損部を粉砕自家骨で充填する方法．

　一方，Nevinsら[3]やYoshinoら[1]の報告では，完全歯肉被覆の術式であり，フラップ内を無菌に近い状態にする必要があった．自験例でも，上部構造を除去，インプラント体にカバースクリューを連結，歯肉で完全被覆した．この方法では，無菌に近い状態が必要になるため，Er:YAGレーザーが有効であったと考える．プラスチックスケーラーや綿球での清拭では，無菌に近い状態はつくれないため，術直後に創が裂開する可能性があったと考える．

③ネジ山除去

　本症例ではネジ山除去は行わなかったが，Schwarzの術式[4]では，ダイヤモンドバーを用いて骨外露出ネジ山の除去を行っている．骨外でネジ山が突出していると，歯肉とインプラント表面は密着しにくくなる．万が一，造成手術が失敗してしまうと，ネジ山周囲は再び感染リスクが増した状態になる．骨外ネジ山を除去しておけば，歯肉が退縮しても，ネジ山がないインプラント頸部が露出するだけの状態になる．ネジ山除去時にチタン削除片の歯肉迷入などの問題もあるが，骨吸収がやや進行していてリスクがある症例では，ネジ山除去も考慮に入れたいと考える．

④インプラント周囲炎の手術の時期は？

　浸出液や排膿が続き，清掃指導とEr:YAGレーザー30mJの照射で改善がみられない場合は，手術を行っている．あまりにも骨欠損が進行した場合や，大臼歯部のように視野が悪い場合は，レーザー照射や回転切削器具が届きにくくなり，汚染除去やネジ山除去が困難になる．その結果，予後は不良になると予想される．したがって，**手術は進行してからでなく，早期に行うべき**と思われる．

　本症例の骨造成部位は画像診断では安定している．しかし，歯槽骨がインプラント体周囲に再生されているか，インプラントと骨がインテグレーションしているかは確認ができないため，長期の観察が必要と考える．

参考文献

1. Yoshino T, Yamamoto A, Ono Y. Innovative regeneration technology to solve peri-implantitis by Er：YAG laser based on the microbiologic diagnosis：a case series. Int J Periodontics Restorative Dent 2015；35(1)：67-73.
2. Yamamoto A, Tanabe T. Treatment of peri-implantitis around TiUnite-surface implants using Er：YAG laser microexplosions. Int J Periodontics Restorative Dent 2013；33(1)：21-30.
3. Nevins M, Nevins ML, Yamamoto A, Yoshino T, Ono Y, Wang CW, Kim DM. Use of Er：YAG laser to decontaminate infected dental implant surface in preparation for reestablishment of bone-to-implant contact. Int J Periodontics Restorative Dent 2014；34(4)：461-466.
4. Schwarz F, Hegewald A, John G, Sahm N, Becker J. Four-year follow-up of combined surgical therapy of advanced peri-implantitis evaluating two methods of surface decontamination. J Clin Periodontol 2013；40(10)：962-967.

PART 4　インプラント周囲炎へのレーザーの応用

case 7
【炭酸ガスレーザー】②①|①②③ブリッジのインプラント周囲炎にレーザーを使用した症例

　上顎前歯部の歯肉腫脹とブラッシング時の出血を主訴に当院を紹介受診．上部構造装着後，3年以上経過．かかりつけ医にて，数か月に及ぶ保存的治療が行われたが，腫脹と軽快を繰り返したとのことであった（図1，2）．

　上部構造を外したところ，|②相当部のインプラント周囲に歯肉の発赤，腫脹を認めた．また，その周囲歯肉に形態不整を認めた．|②相当部頬側プロービングポケットデプス＞5mm，BOP（＋）．

問題点の抽出

①口腔前庭が狭い
②付着歯肉が少ない
③歯肉形態の不整
④上部構造の形態
⑤頬側骨の喪失
⑥ブラキシズム

治療 strategy

　問題点の抽出を正確に行い，インプラント周囲炎の治療にあたることが必要である．現在，インプラント周囲炎の治療にはLangら[1]が提唱した累積的防御療法（CIST，CHAPTER 2，5 section 3参照）が知られているが，これを基礎としながらも，個々に合った治療を行うことが大切である．今回の症例では，前医においてすでに保存的治療が行われていたことや，頬側プロービングポケットデプス＞5mm，BOP（＋），|②頬側骨吸収＞2mmであったことから，累積的防御療法に照らし合わせ，抗菌・外科的治療の適応となる．しかし，抗菌・外科的治療だけ

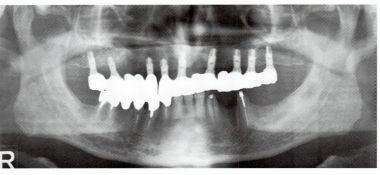

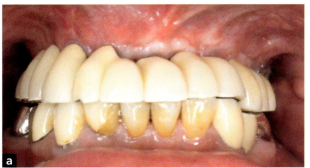

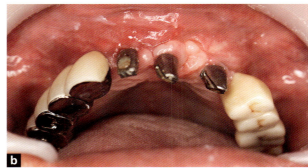

図1　初診時のパノラマ写真．上顎は全顎にわたりインプラントが埋入されており，⑦⑥⑤④③，②①|①②③，|④⑤⑥⑦の3ブロックに分かれていた．|④が歯根破折により抜歯されており，今後は，|③④⑤ブリッジ予定とのことであった．また，|②部頬側骨に2mm以上の骨吸収を認め，一部スレッドの露出を認めた．

図2a　初診時の口腔内写真（正面像）．上顎前歯部のオーバーカントゥアを認める．以前は，Ⅲ級咬合であったが，インプラント治療を機会にⅠ級に近づけたため，いびつな歯冠形態をきたしたと考えられる．

図2b　初診時口腔内写真（②①|①②③ブリッジの上部構造を取り除いたところ）．|②の頬側歯肉の発赤と|②近心～|③近心にかけての歯肉不整を認めた．また，口腔前庭が狭いことも確認できる．

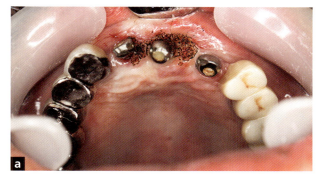

図3a 炭酸ガスレーザーによる歯肉形態の修正.

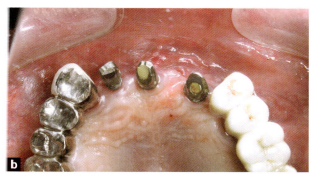

図3b 照射2週間後.

でなく, 包括的な治療を行うことが成功を導く近道である.

実際の治療

初診時に再度, ブラッシング指導を行ったうえで, インプラント用超音波スケーラーによる機械的清掃, アジスロマイシンの全身投与, 塩酸ミノサイクリンのポケット内への局所投与を行った. 初診2週間後, 急性症状が落ち着いたのを確認したうえで, 歯肉形態の不整改善のために炭酸ガスレーザー(CW, 3W)による蒸散を行った(**図3a**). また, 問診時にブラキシズムがあることが判明していたため, 夜間のナイトガード装着を同時に行った. 結果, 半年以上が経過した現在においても, 歯肉腫脹(−), BOP(−)と経過良好である.

まとめ

インプラント周囲炎に対する歯科用レーザーの応用は, 主に Er: YAG レーザーや炭酸ガスレーザーが汚染されたインプラント表面へのデブライドメントを目的に使用される. 今回は, 炭酸ガスレーザーを歯肉形態の修正に用い, プラーク貯留の減少, 清掃性の向上をもたらし, インプラント周囲炎の改善に成功した. 今後, 再発リスクを抑えるためには, 可及的にそのリスクファクターをなくすことが重要である. さらなる清掃性の向上のために, 上部構造の再製, 付着歯肉の獲得のための歯周形成外科手術, 垂直性骨欠損などに対する再生療法も考慮する対象となると思われる[2,3].

参考文献

1. Lang NP, Berglundh T, Heitz-Mayfield LJ, Pjetursson BE, Salvi GE, Sanz M. Consensus statements and recommended clinical procedures regarding implant survival and complications. Int J Oral Maxillofac Implants 2004；19：150-154.
2. 荻原芳幸. 補綴装置・歯の延命のためにインプラント周囲炎治療. 日本補綴会誌 Ann Jpn Prosthodont Soc 2015；7：28-36.
3. 特定非営利活動法人 日本歯周病学会・編. 歯周病患者におけるインプラント治療の指針, 2008.

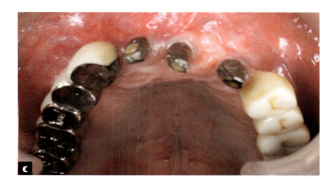

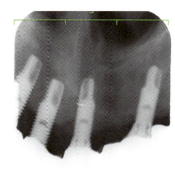

図3c, d 照射6か月後. 骨吸収の増悪を認めない.

表1 2|(相当部の)ペリオチャート.

	初診	術後6か月
近心面 PPD	5mm	3mm
頬側面 PPD	6mm	4mm
遠心面 PPD	3mm	3mm
口蓋側面 PPD	3mm	3mm
BOD	+	−
動揺	−	−

PART 4　インプラント周囲炎へのレーザーの応用

case 8
【炭酸ガスレーザー】マージナルボーンロスをきたした6̄5̄|インプラント周囲炎に治療を行った症例

患者は71歳の女性．右側下顎臼歯部インプラント補綴部位の歯肉部の腫脹および疼痛を主訴に，かかりつけ歯科医からの紹介で当科を初診した．

インプラント治療は同歯科医により行われており，インプラント体埋入（1次手術）から3年4か月，最終上部構造冠の装着からは2年10か月が経過していた．半年前より5̄|埋入部頬側歯肉に，疼痛をともなう発赤・腫脹を繰り返し生じるようになり，局所洗浄処置および抗菌薬の内服投与が行われていたが，奏功せず紹介となった．

インプラント周囲炎の診断

図1a～c，**表1**の初診時の各所見より6̄5̄|インプラント周囲炎の診断下に外科的治療の適応と判断，治療を開始した．

炭酸ガスレーザーを用いたフラップ手術

手術にあたり最終上部構造連結冠は外しておき，浸潤麻酔後に6̄5̄|部頬側歯肉の粘膜骨膜弁剥離を進めた．翻転した歯肉弁内面には炎症性の不良肉芽組織が強固に付着し，剥離は困難であった．5̄|部インプラント体頬側～遠心方向にかけて歯槽骨は広範に吸収・欠損し，不良肉芽組織に置換されていた（**図2a**）．

骨欠損部の不良肉芽組織の搔把，およびインプラント体表面のデブライドメントには，それぞれ歯科用鋭匙と

インプラント周囲炎の診断

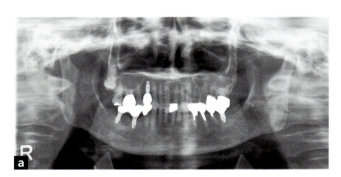

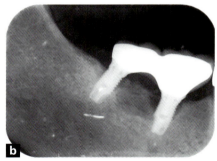

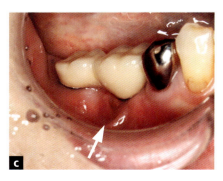

図1a　パノラマエックス線写真では，|4̄，6̄5̄|，|7̄部に計4本のインプラント体が埋入されていた．5̄|部にはインプラント体に沿って垂直性の骨吸収が確認された．
図1b　5̄|部インプラント体の1/2の長さにまで進行した垂直性骨吸収とともに，6̄|部インプラント体まで及ぶ広範な骨吸収像が認められた．
図1c　5̄|埋入部の頬側歯肉遠心寄りに瘻孔の形成（矢印）が認められ，同部歯肉を圧迫すると排膿を生じた．排膿後の歯槽骨形態は陥凹をきたしていた．

表1　初診時（治療前）のインプラント周囲炎部のペリオチャート．

	6̄|	5̄|
近心面 PPD	4mm	4mm
頬側面 PPD	3mm	5mm
遠心面 PPD	3mm	5mm
舌側面 PPD	2mm	3mm
プラーク	(＋)	(＋)
BOP	(＋)	(＋)
動揺	(－)	(－)

手術時の口腔内写真

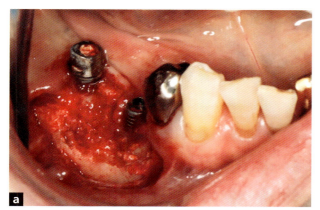

図2a 手術にあたり最終上部構造連結冠は外しておき，浸潤麻酔後に6⏌5部頬側歯肉の粘膜骨膜弁の剥離を進めた．翻転した歯肉弁内面には炎症性の不良肉芽組織が強固に付着し，剥離は困難であった．5⏌部インプラント体の頬側〜遠心方向にかけて歯槽骨は広範に吸収・欠損し，不良肉芽組織に置換されていた．

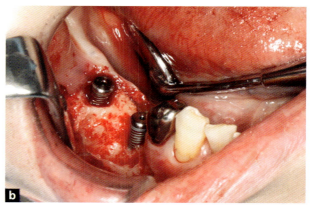

図2b 骨欠損部の不良肉芽組織の掻把およびインプラント体表面のデブライドメントには，それぞれ歯科用鋭匙とプラスチックスケーラーを用いたが，併せて効率的に処置を行うため，炭酸ガスレーザーを活用した．照射出力は3W，骨組織とインプラント体表面への熱損傷を考慮し，スーパーパルスモードでレーザー照射を行った．さらに，歯肉弁内面に付着した炎症性肉芽組織も炭酸ガスレーザーで切除，歯肉弁の比較的菲薄な部分は蒸散法で対応し，除去した．

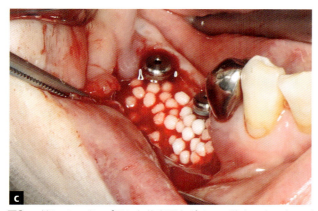

図2c 続いて，インプラント体表面をグルコン酸クロルヘキシジン溶液で十分に洗浄し，殺菌を行ったあと，さらに術野全体に対して生理食塩水での洗浄を加えた．インプラント体と既存骨面の骨欠損部へは，ハイドロキシアパタイト系骨補填材を留置してGBRを行った．

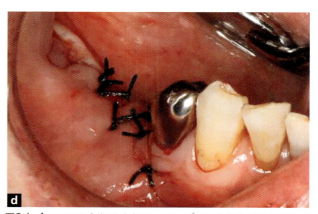

図2d b，cでみられるように，インプラント体と連結していたアバットメントはカバースクリューに戻した状態で歯肉弁にて被覆し，縫合，手術終了した．

プラスチックスケーラーを用いたが，併せて効率的に処置を行うため，炭酸ガスレーザーを活用した．照射出力は3W，骨組織とインプラント体表面への熱損傷を考慮し，スーパーパルスモードでレーザー照射を行った．さらに，歯肉弁内面に付着した炎症性肉芽組織も炭酸ガスレーザーで切除，歯肉弁の比較的菲薄な部分は蒸散法で対応し，除去した（**図2b**）．

続いて，インプラント体表面をグルコン酸クロルヘキシジン溶液で十分に洗浄し，殺菌を行った後，さらに術野全体に対して生理食塩水での洗浄を加えた．インプラント体と既存骨面の骨欠損部へは，ハイドロキシアパタイト系骨補填材を留置してGBRを行った（**図2c**）．

図2b，cでみられるように，インプラント体と連結していたアバットメントはカバースクリューに戻した状態で歯肉弁にて被覆し，縫合，手術終了した（**図2d**）．

手術後の経過

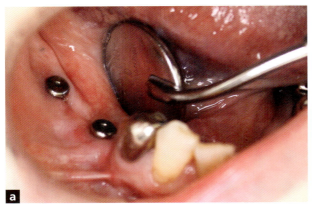

図3a　術後1か月. 抜糸後に両インプラント体のカバースクリューの一部露出がみられたため, 二次感染のリスクと清掃性を考慮して被覆歯肉を除去していたが, 術後1か月まで感染所見を認めることなく, 良好に経過した.

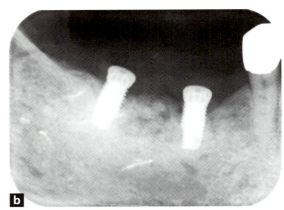

図3b　GBRに用いた球状顆粒型骨補填材の形態がまだ確認される.

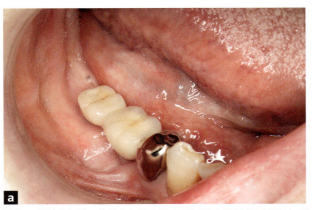

図4a　術後6か月. 術後3か月の時点で最終上部構造冠を戻していたが, その後も炎症所見, そのほかの異常を生じることなく経過している.

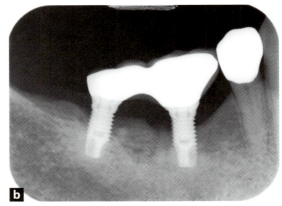

図4b　使用した骨補填材は周囲に新生骨の形成が進み, 母床骨とほぼ一体化しつつある.

明視野

　マージナルボーンロスをきたしている病変部位に外科的治療を適用するにあたり, 通常の外科用器具とともに, 炭酸ガスレーザーを併用してフラップ手術を行った. 汚染されたインプラント体表面（スレッド）のデブライドメントには, レーザー光の到達性や安全性確保などの観点からフラップ手術が望ましいとされる[1,2]. 本症例でも, **明視野**での確実かつ慎重なレーザー照射の重要性を確認できた.

炭酸ガスレーザーのインプラントに不利な点

　インプラント体表面に対する炭酸ガスレーザー照射時の注意点として, **定点への持続照射を行った場合には, チタン表面の微細構造に性状変化を生じる恐れがある**ことや, **歯石のような石灰化物除去は行えない**など, Er:YAGレーザーと比較して不利な点がある. そのため[3〜5], 今回, 表面のデブライドメントはあくまでプラスチックスケーラーを主体とし, 残存した, 除去し難い不良肉芽組織除去に対して, 主にレーザーを用いた. そ

表2 術後1か月のインプラント周囲炎部のペリオチャート

	6	5
近心面PPD	2mm	2mm
頰側面PPD	2mm	2mm
遠心面PPD	2mm	2mm
舌側面PPD	2mm	2mm
プラーク	(−)	(−)
BOP	(−)	(−)
動揺	(−)	(−)

表3 術後6か月のインプラント周囲炎部のペリオチャート.

	6	5
近心面PPD	2mm	2mm
頰側面PPD	2mm	3mm
遠心面PPD	2mm	2mm
舌側面PPD	2mm	2mm
プラーク	(−)	(−)
BOP	(−)	(−)
動揺	(−)	(−)

の際にもインプラント体表面や骨面への熱蓄積による損傷を避けるため，スーパーパルスモードで照射を行った[6].

元来，炭酸ガスレーザーはEr: YAGレーザーと比べても，止血性にすぐれ，出血のコントロールがしやすいため，口腔外科領域では頻用されている[7]．こうした炭酸ガスレーザーの波長による特性を十分に理解したうえで，インプラント周囲炎の外科的治療に用いれば，きわめて有用なツールになるものと考える．

point

①外科的治療にレーザーを応用する場合には，フラップ手術で明視野のもとに行う．
②炭酸ガスレーザーを用いる場合は，インプラント体表面や骨表面への持続照射に注意し，熱蓄積による照射部位の損傷を避けるようにする．
③炭酸ガスレーザーはそのすぐれた止血能力から血管増生の豊富な不良肉芽組織の除去や搔把，蒸散など軟組織の処置を中心に適用すべきと思われる．

参考文献

1. Schwarz F, Bieling K, Nuesry E, Sculean A, Becker J. Clinical and histological healing pattern of peri-implantitis lesions following non-surgical treatment with an Er：YAG laser. Lasers Surg Med 2006；38：663-671.
2. 萩原芳幸．補綴装置および歯の延命のために　Part 4-歯周組織の炎症：補綴装置・歯の延命のためにインプラント周囲炎治療．日本補綴歯科学会誌 2015；7(1)：28-36.
3. 江黒徹，青木章，水谷幸嗣，Takasaki Aristeo A，簗瀬武史，和泉雄一，勝海一郎．歯科インプラント治療におけるEr：YAGレーザーの応用．日本レーザー医学会誌 2011；32(1)：48-53.
4. 青木章．レーザーやLED等の光エネルギーの歯周・インプラント周囲組織への応用に関する研究．日本歯周病学会会誌 2015；57(1)：1-10.
5. 渡辺久，永井茂之．レーザー・LED・光が切り開く新しい歯科治療．日本歯科医師会雑誌 2015；68(4)：284-293.
6. 一般社団法人日本レーザー歯学会編．レーザー歯学の手引き(第1版)．東京：デンタルダイヤモンド，2015：13.
7. 古森孝英，榎本由依，北山美登里，小守紗也華，松本耕祐，木本明，竹内純一郎，鈴木泰明．口腔外科領域におけるレーザーの応用．日本レーザー医学会誌 2016；37(1)：52-57.

PART 4　インプラント周囲炎へのレーザーの応用

case 9
【炭酸ガスレーザー】移植腓骨のインプラント周囲炎に対して治療を行った症例

　1999年に下顎歯肉がんに対し，下顎区域切除，両側頸部郭清術，遊離腓骨皮弁による即時再建術を施行．2001年に移植腓骨にインプラント4本を埋入し，2002年下顎オーバーデンチャーを装着．以降，義歯調整・新製を繰り返しているが，大きな変化や不快症状はなかった．なお，歯肉がんについては初回手術以降再発なく，放射線療法や化学療法の治療歴はない．2015年11月インプラント周囲の歯肉発赤・腫脹・疼痛を認め，インプラント周囲炎の診断のもと治療開始となった．

治療前

図1a～d　治療前．インプラント周囲の歯肉炎と義歯装着時の疼痛を認めた．インプラント体の動揺や排膿，また，以前のエックス線と比較して明らかな骨吸収変化を認めなかった．

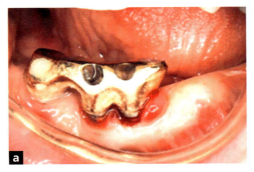
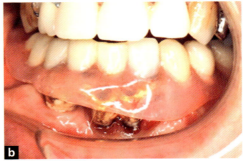
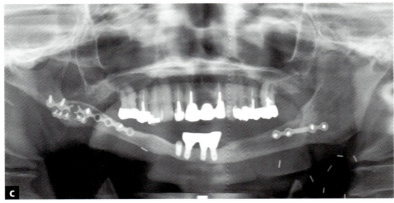
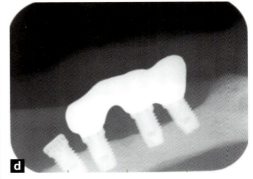

抗菌薬投与とスケーリング処置

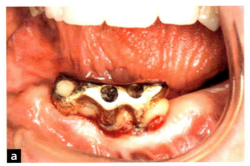
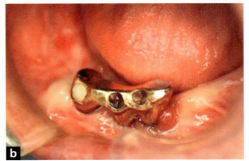

図2a, b　抗菌薬投与とスケーリング処置前後．セフェム系抗菌薬経口投与と，インプラント用超音波スケーラーを用いたスケーリングとテトラサイクリン系抗菌薬局所投与を行った．右図は治療1週間経過後のものである．疼痛など自覚症状は軽減を認めたが，インプラント周囲の歯肉炎は残存していた．

炭酸ガスレーザーによるインプラント周囲炎の治療

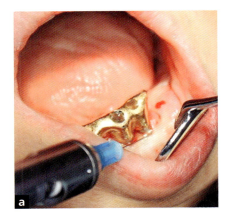
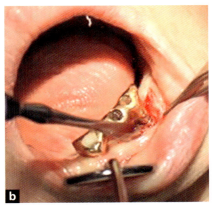
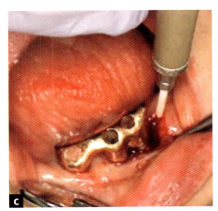
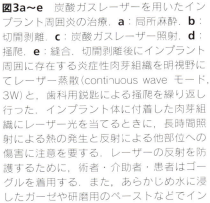
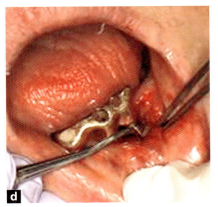
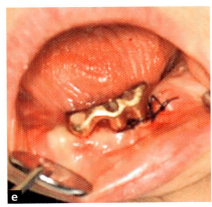

図3a〜e 炭酸ガスレーザーを用いたインプラント周囲炎の治療．**a**：局所麻酔．**b**：切開剥離．**c**：炭酸ガスレーザー照射．**d**：掻爬．**e**：縫合．切開剥離後にインプラント周囲に存在する炎症性肉芽組織を明視野にてレーザー蒸散（continuous wave モード，3W）と，歯科用鋭匙による掻爬を繰り返し行った．インプラント体に付着した肉芽組織にレーザー光を当てるときに，長時間照射による熱の発生と反射による他部位への傷害に注意を要する．レーザーの反射を防護するために，術者・介助者・患者はゴーグルを着用する．また，あらかじめ水に浸したガーゼや研磨用のペーストなどでインプラントの金属部分を覆うことで，レーザーの誤照射と反射を予防することができる．写真では撮影のためインプラントへの防護は行っていない．

術後1週間

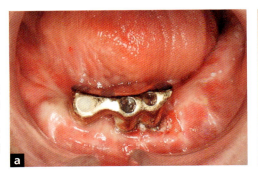
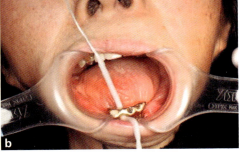

図4a，b 術後1週間．明らかなインプラント周囲炎の再燃は認めないが，治癒途中であった．清掃不良であり，右図のようにデンタルフロスなどを用いた清掃とその指導を行った．

術後3週間

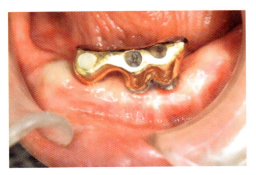

図5 術後3週間．治療を行ったインプラント周囲の歯肉は引き締まり，プロービングによる出血もなく，義歯装着による疼痛も認めなかった．清掃状態も良好であった．

術後6か月

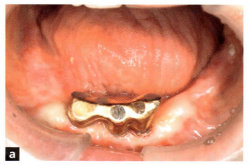
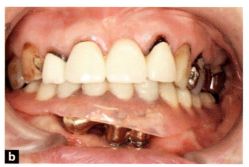
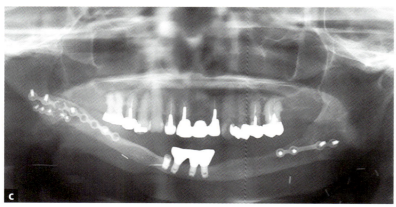
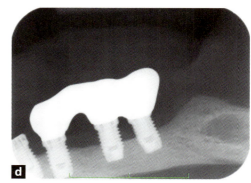

図6a〜d 術後6か月．6か月間，炎症の再燃と考える自覚症状や口腔内の臨床所見を認めなかった．エックス線画像でも明らかな骨吸収変化を認めなかった．

考察

近年，口腔がんの切除手術とともに移植骨による硬性再建術を行い，同部にインプラントを埋入する症例が増えている．合併症であるインプラント周囲炎は，インプラント体の脱落だけでなく移植骨の壊死や脱落を引き起こす可能性があり，患者の不利益は多大である．口腔ケアを含めた慎重な経過観察を行い，インプラント周囲炎を予防することが第一だが，インプラント周囲炎を発症した場合にはまず保存的治療を行い，効果が得られない場合は次の処置を迅速に選択することも重要である．

本症例では図2のように，まずは保存的治療を試みたが，予想した改善を認められず，移植骨への感染波及を危惧し，速やかに外科的治療を選択した．炭酸ガスレーザーは水分に吸収されやすいため，軟組織の除去に有用であり，インプラント表面に付着した微細な感染組織を殺菌・除去することを目的として使用した．また，術後創部清掃不良が予想されるため，衛生士による専門的ケアと指導は治癒までの期間を短縮すると考えた．インプラント周囲炎の部位や患者の既往歴によっても異なるが，本症例では約3週間で完全に治癒し，その後も良好な結果を得ることができた．

---

point

①移植骨のインプラント周囲炎の増悪を防ぐために，炭酸ガスレーザーを用いた外科的治療によって早期治癒を図ることができた．
②レーザーを設置している歯科医院は多く，レーザーの性状を十分理解し正しく使用すれば，インプラント周囲炎に対する安全で簡便で有効な治療法となり得る．

case 10
【炭酸ガスレーザー】再インプラント埋入の前処置としてレーザーを用いた症例

炭酸ガスレーザーの効果と影響

①インプラント体への影響

　炭酸ガスレーザーの波長は10,600nmで，現在，歯科領域で使用されるレーザーのなかでもっとも長い．このことは，インプラント体のチタン表面における反射率が高く，エネルギーの伝達量が少ないことを意味する．炭酸ガスレーザーは，直接照射にもインプラントのチタン表面の変化を避けることができるため，機械加工・陽極酸化処理表面ともに影響は認められなかった，とする報告もある[1]．

②細菌への効果

　炭酸ガスレーザーを照射すると，in vitro では歯周病原細菌が著しく減少する[2,3]．*S. sanguis* と *P. gingivalis* を100%殺菌し，チタン表面に変化を与えず，過大な温度上昇がなく，照射スポット外の細胞に障害を与えることがなく，照射スポット内に対する細胞付着・増殖もみられなかった．このことから，インプラント体表面に付着した細菌を殺菌することを目的とした治療法に応用できる[4]と報告されている．

③歯周組織再生への影響

　チタン面と骨芽細胞の接合は，新しい骨形成と骨統合を成し遂げるのに必要である．チタン・プラズマを噴霧（TPS）したチタンディスクにレーザー照射し，走査型電子顕微鏡検査で調べたところ，骨芽細胞はすべてで成長しており，チタン面のレーザー照射が骨芽細胞を活発化させ，さらなる骨形成を促進する可能性を示唆した[5]．チタン表面に高出力のレーザーを照射し，十分な照射線

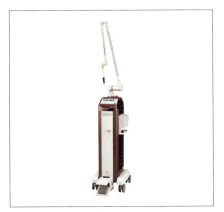

図1　炭酸ガスレーザー．

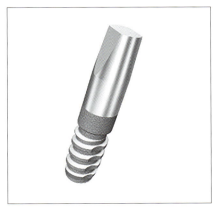

図2　AQBインプラント．

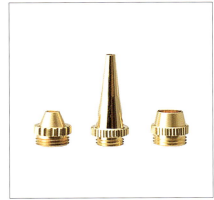

図3　チップ．

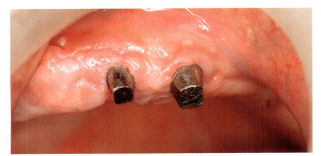

図4　改善照射前．

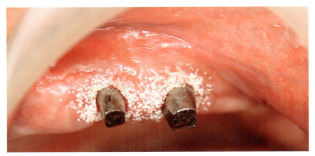

図5　照射後．

量が照射されると，表面の変化が骨芽細胞の定着・増殖によい影響を与えると示唆された[1]．重度インプラント周囲炎でインプラントの動揺がなく，2/3の長さを超えて骨喪失が認められた症例に炭酸ガスレーザーを照射し，骨欠損部の血液凝固が促進するようにし，骨充塡を行った結果，27か月で全症例のうち少なくとも骨欠損の2/3が骨で充塡された[6]など，多くの例が報告されている．

インプラント周囲炎におけるレーザー治療の研究報告検索の結果でも，炭酸ガスレーザーは安全性が高く，骨再生を促進する可能性が示唆されている[7]．

炭酸ガスレーザー照射によるインプラント体への影響，細菌への効果，歯周組織再生などへの影響を考慮すると，インプラント周囲炎の予防・臨床症状の改善に期待できる．

使用機器・インプラント

今回報告する症例で使用した炭酸ガスレーザーは，オペレーザーPRO（**図1**，吉田製作所）．インプラントは，AQBインプラント（**図2**，アドバンス）を使用した．

炭酸ガスレーザーの照射条件・技法

術前照射（浸潤麻酔前刺入点，切開線マーキング目的）
出力3.0W／SUPERPULSE1／リピートパルス波 0.002秒／エアーON

術中照射（止血目的）
出力2.0W／連続波／エアーOFF

術中照射（創傷治癒促進・消炎等目的）
出力1.0W／連続波／エアー OFF

術後来院時（改善照射）
出力3.0W／SUPERPULSE1／リピートパルス波 0.002秒／エアーON

チップ

照射時にチップは非接触で直接被照射体に接しないが，エアーにより血液や唾液などにより反射ミラーが汚れることがある．そのため，防護のためにテーパーチップを使用した（**図3**）．

SUPERPULSE照射とは，レーザー発振管の中で放電が開始されるときに，定格の3倍以上のパルス発振が瞬間的に発生するような発振を意図的に繰り返す発振形式とされている．歯科で使用されている炭酸ガスレーザーの発振形式はRF放電方式が多いため，定格の3倍以上のパルス発振はできず，2倍以上のパルス発振を繰り返すことでスーパーパルス発振としていることが多い．

「**改善照射**」とは，炎症を起こした組織に浸潤麻酔を用いず，表面が白からキツネ色になる程度に炭酸ガスレーザーで軽く蒸散させると，臨床的に炎症・腫脹・疼痛な

症例

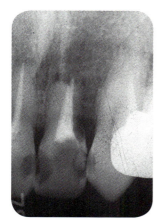

図6 初診時エックス線写真．

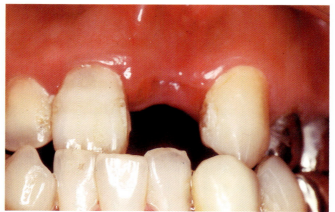

図7 最初のインプラント植立時．

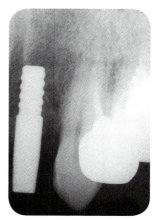

図8 術後エックス線写真．

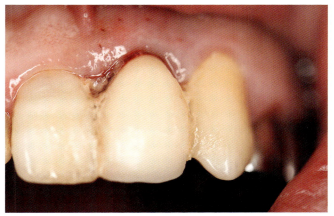

図9　インプラント植立から3年後．

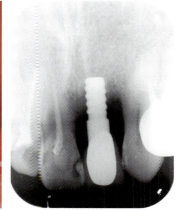

図10　エックス線写真．

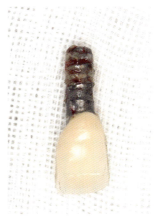

図11　摘出したインプラント．

どの症状が改善し，創傷治癒を促進させる照射方法である（参照 case2 予備照射）．このメカニズムは，無麻酔・非観血的処置であるため，術後出血・術後感染などの可能性が低く，熱的効果によって線維芽細胞が活性化され，新生コラーゲン線維の産生が促されて創傷治癒が促進され，毛細血管の新生が多くみられ，細胞増殖の活性が著明となるなど報告があり，症状の改善・創傷治癒促進が示唆される．「改善照射」は筆者の造語で公的には認められていない．本報告では便宜的に使用している[8]．

インプラント周囲から細菌が侵入するため，インプラント周囲の殺菌と歯周組織の健康を維持するために，インプラント周囲・インプラント体にメインテナンス時に「改善照射」を行う（図4，5）．

症例

患者　38歳の男性．
主訴　⏌1頬側腫脹，排膿．

診断　⏌1急性根尖性歯周炎，歯槽膿瘍
既往歴　高血圧症．
現病歴　⏌1根管治療を他院で行うも，中断．エックス線写真で歯根吸収著明，頬側にサイナストラクトを認めた．
治療計画　再植を予定するも，状態悪く，抜歯し，インプラントとした（図6，7）．

経過

抜歯後2か月でインプラント植立．頬側の骨がなかったため，β-TCP（オスフェリオン，オリンパステルモバイオマテリアル）も使用した（図8）．

最初のインプラント植立から3年後インプラント周囲炎著明となり，来院（図9，10）．インプラント周囲炎により，骨吸収・周囲組織炎症著明となったため，保存不能と判断し，インプラント摘出した（図11）．

インプラント摘出し，骨膜を剥離し周囲の不良肉芽を除去後，炭酸ガスレーザーを殺菌・消炎目的で照射した．骨膜下にコラーゲン（テルダーミス，アルケア）を挿入し，

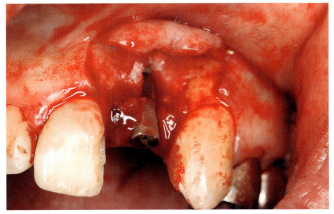

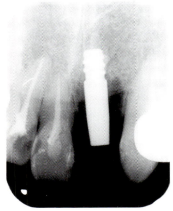

図12　再インプラント術中．
図13　術後エックス線写真．

PART 4　インプラント周囲炎へのレーザーの応用

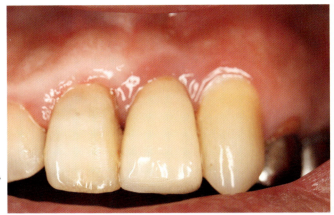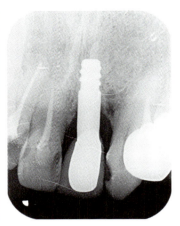

図14　再インプラント埋入から6年6か月経過．
図15　エックス線写真．

　骨造成を図った．月1回の経過観察時に周囲組織に「改善照射」を行った．摘出6か月後，骨の回復をエックス線写真で確認し，再インプラント埋入を行った（**図12，13**）．
　メインテナンスで月1回来院されるたびに「改善照射」を行っている．再インプラント埋入から9年経過した現在，経過良好である（**図14，15，表1**）．

表1　1̲のペリオチャート

	初診	術後3年	再術後6.6年
近心面 PPD	4mm	8mm	3mm
頬側面 PPD	3mm	8mm	3mm
遠心面 PPD	3mm	7mm	3mm
口蓋側面 PPD	4mm	8mm	3mm
BOP	＋	＋	－
動揺	＋＋	＋＋＋	－

point

①初期のインプラント周囲炎は，インプラント周囲の粘膜に限局して生じるインプラント周囲粘膜炎である．
②炭酸ガスレーザー照射は，炎症性反応が少なく，上皮の再生や，肉芽組織による壊死層の吸収が早く良好で，創傷治癒が促進することから，創傷治癒促進に有効[9～11]．
③インプラント周囲炎予防として，「改善照射」の応用がお勧め．

参考文献

1. Park JH, Heo SJ, Koak JY, Kim SK, Han CH, Lee JH. Effect of laser irradiation on machined and anodized titanium disks. JOMO 2012；27(2)：265-272.
2. Kato T, Kusakari H, Hosino E. Bactericidal efficacy of carbon dioxide laser against bacteria-contaminated titanium implant and subsequent cellular adhesion to irradiated area. Lasers Surg Med 1998；23：299-306.
3. Romanos GE, Purucker P, Bemimoulin JP, Nentwig GH. Bactericidal efficacy of CO2 laser against bacteria-contaminated sandblasted titanium implants. J Oral Laser Applications 2002；2：171-174.
4. 清水光，田口直幸，草刈玄．口腔インプラントへのレーザーの応用．日レ医誌 1999；20(1)：11-19．
5. Romanos GE, Crespi R, Barone A, Covani U. Osteoblast Attachment on Titanium Disks After Laser Irradiation. (Basic Science) Int J Oral Maxillofac Implants 2006；21：232-236.
6. GE Romanos, Nentwig GH. Regenerative therapy of deep peri-implant infrabony defects after CO2 laser implant surface decontamination. Int J periodont restorative Dent 2008；28：245-255.
7. Natto ZS, Aladmawy M, Levi PA Jr, Wang HL. Comparison of the efficacy of different types of lasers for the treatment of peri-implantitis : a systematic review. Int J Oral Maxillofac Implants 2015；30(2)：338-345.
8. 大浦教一，奥竜太郎，大木誠．抜歯直後インプラント（HAコーティング・1回法）における炭酸ガスレーザーの応用．日レ歯誌 2013；24：15-19．
9. 久保勝俊，杉田好彦，前田初彦．レーザーと生体反応：病理学の立場から．日レ歯誌 2009；20：174-178．
10. Romanos G, Ko HH, Froum S, Tarnow D. The Use of CO2 Laser in the Treatment of Peri-Implantitis. Photomedicine and Laser Surgery 2009；27：381-386.
11. Deppe H, Greim H, Brill T, Wagenpfeil S. Titanium deposition after peri-implant care with the carbon dioxide laser. Int J Oral Maxillofac Implants 2002；17(5)：707-714.

case 11
【a-PDT】 インプラント周囲炎への a-PDT の応用

周囲骨に炎症が波及したインプラント周囲炎では，GBR が必要となり，その除菌の補助的手段として Er:YAG レーザーとともに a-PDT も使用している．ここでは，周囲骨の吸収が始まるインプラント周囲炎の前段階で病変をとらえて治療を行うメインテナンス治療時に，インプラント歯肉溝に a-PDT を用いている例を述べる．

a-PDT とは

PDT（photo- dynamic- therapy）とは，光感受性物質を生体の目的とする部位に届かせたのちに，光照射して，光化学反応により活性酸素の1種の一重項酸素を発生させ，その強い酸化力でその部に存在する細胞を損傷する，部位選択的な治療法である．医科の分野では，初期の肺がん治療などにすでに行われている．細菌などの微生物を標的とする PDT を，a-PDT（antimicrobial- photo- dynamic therapy）とよんでいる[1,2]．

インプラント周囲粘膜の防御機能

インプラント周囲の粘膜内には，輪状と縦方向のコラーゲン線維が密に存在し，細菌の侵入を阻止している．しかし，歯には存在する歯根膜やセメント質がインプラントにはないため，歯肉溝からの感染への防御機能は歯と比較すると劣ると考えられている[3~10]（**図1，2**）．

細菌感染が原因のインプラント周囲炎（Peri-implantitis）の初期には，インプラント周囲粘膜炎（Peri-implant mucositis）が認められるが，この状態は可逆的な病態であると考えられる[3~10]．a-PDT は，除菌の手段として評価されているが[11~15]，細菌に直接作用するほかに，組織内に好中球を集積する効果があるとされている[16]．

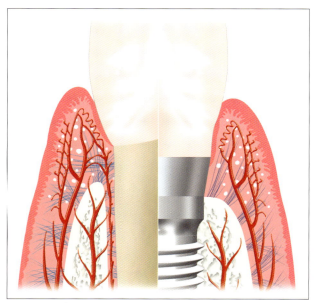

図1 インプラント周囲（右）のコラーゲン線維（図中で白色）の走行は歯とほぼ同じだが，歯（左）にある歯根膜とセメント質と結合する垂直的な線維（図中青色）は存在しない．

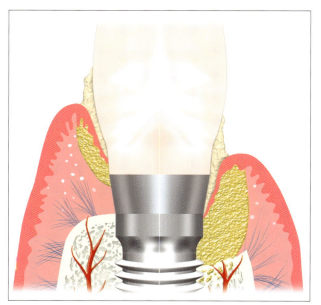

図2 インプラントの歯肉溝底部は，垂直的に結合するコラーゲン線維が存在しないため，歯と比較すると感染防御機能は低く，周囲骨への感染が発生すると，インプラント周囲炎（右）となる．この状態に至る前のインプラント周囲粘膜炎（左）の段階で対応したい．

PART 4　インプラント周囲炎へのレーザーの応用

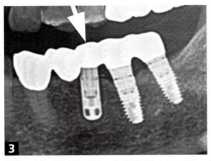 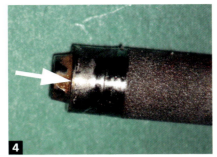 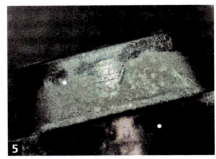

図3　1年ぶりのリコール時のパノラマエックス線写真．23年経過の 5| IMZインプラントのインプラント体周囲の骨に陰影を認める．動揺はないが，アバットメントを回転撤去する際に疼痛を訴えた．オッセオインテグレーションが失われたと判断し，患者の了解を得てIMZインプラントは撤去した．

図4　撤去したIMZインプラント．鏡面研磨されていたアバットメントのカラー部は表面に光沢がなく，薄い付着物の層が認められた．

図5　図4の部分のレーザー顕微鏡像．本来は鏡面研磨されたチタン表面に，凹凸のある付着物を認める．

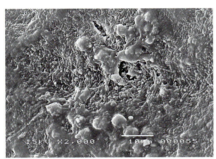 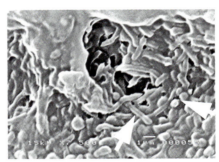 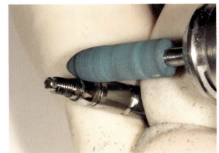

図6　図4の矢印部のSEM（走査型電子顕微鏡）像（2000倍）．歯のプラークと似た表面像である．

図7　図6の中央部の強拡大像．球状と桿状の紐菌を認める（7500倍）．

図8　リコール時に撤去したアバットメントを超音波洗浄後，手術用顕微鏡で観察し，硬化付着物はシリコーンポイントで研磨除去する．チタン表面の損傷が著しい場合は，新品と交換する．

粘膜に接するアバットメントの表面と付着物

メインテナンスの際に，可撤式の上部構造を撤去してアバットメントの表面を観察すると，インプラント歯肉溝と接する本来は鏡面研磨されていた表面が光沢を失っていることがある．

ブラキシズムが原因でオッセオインテグレーションを失ったと思われる症例があったので，摘出したインプラントを，直ちにホルマリン固定し，SEM（走査型電子顕微鏡）でインプラント歯肉溝に接するアバットメントの表面を観察したところ，多数の球菌と桿菌が観察された（**図3～7**）．

このような付着物は，**超音波洗浄で除去できる**プラークのみの場合もあるが，硬化付着したものがある場合では，アバットメント除去器具で固定して，仕上げ研磨用のシリコンポイントで除去している（**図8**）．

インプラント周囲粘膜の診査

インプラント体を撤去したあと，アバットメントに接する粘膜の炎症の有無・出血などを記録したあと，インプラントと粘膜が接する部分をプロービングする．インプラントの全周にわたってごく低圧で触れる．インプラント粘膜炎の場合は，出血はあっても軟組織に触れる感触のみであるが，インプラント体に沿ってポケットがある場合は，エックス線による周囲骨の吸収をあわせて診断してGBRが必要となる．

インプラント歯肉溝へのa-PDT

アバットメントを撤去したときに，インプラント歯肉溝の粘膜に発赤や出血を認めることがある．その原因は，

インプラント歯肉溝へのa-PDT

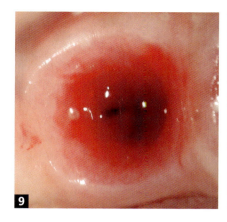
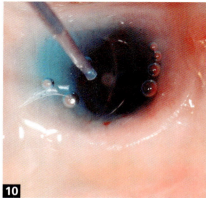

図9 a-PDTの処置にあたり、アバットメント撤去直後の歯肉から出血がある場合は、強酸性還元水などで洗浄を繰り返して止血する（手術用顕微鏡を使用）．

図10 光感受性物質Biogel（0.01％のメチレンブルーのリン酸緩衝液）を注入．

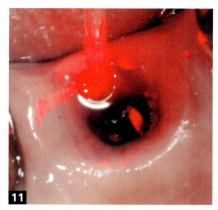
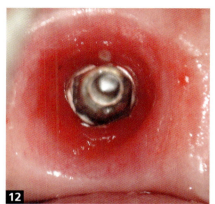

図11 熱をともなわないレーザー光を照射．歯肉溝に沿うように、1分間ずつ最低4か所部位を変えて照射を繰り返す．

図12 a-PDTの処置後、強酸性還元水で洗浄し、手術用顕微鏡で効果を確認する．炎症があれば、再度、処置を繰り返す．

a-PDTの機器

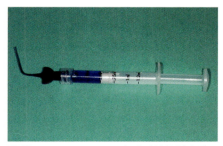
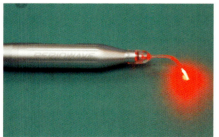
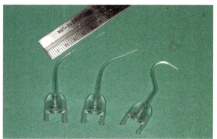

図13 a-PDTに用いる光感受性物質溶液、Biogelは、0.01％のメチレンブルーを含むリン酸系緩衝液であり、歯周ポケット内に挿入可能な先端チップを付けて使用するディスポーザブル式シリンジで供給されている．

図14 ペン型のダイオードレーザー装置（Periowave）．単4電池2本を電源としており、ペングリップした際指先の箇所にタッチスイッチがあり、内蔵されている1分間連続照射タイマーの操作が容易にできる．チップ先端から10mmは側方にも0.2W、680nmの赤色レーザー光が放出する．このレーザーは、Class 1に相当する．

図15 先端チップは、軟性樹脂製で、根管内・歯周ポケット・根分岐部に対応した形態の3種があり、ディスポーザブルタイプである．

アバットメント表面に付着する細菌であると思われる．このような症例には、強酸性還元水で洗浄し、止血したのちに、a-PDTを行い、アバットメントを再装着している（図9〜12）．

a-PDTの機器

筆者が使用する光感受性物質は，Biogel〈メチレンブルー0.01%を含むリン酸系緩衝液〉，レーザー照射器はPeriowave（先端出力0.2W 波長680nmの熱をともなわない赤色レーザー光が連続照射するダイオードレーザー）である（**図13～15**）．これらは，カナダのPeriowave Dental Technology社で製造され，国内では㈲ウェイブレングスから発売されている．

症例

患者は68歳の男性．1992年12月（44歳時）に13，21の部位にIMZインプラントを埋入して24年の経過症例である（**図16～24**）．

症例

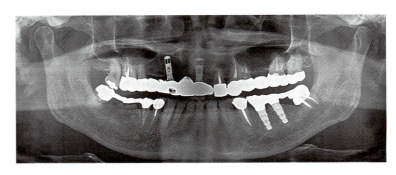

図16 リコール時のパノラマエックス線写真像．上顎は1992年にIMZインプラント，左下顎は2003年にF-2インプラントを埋入し，いずれも残存歯をコーヌステレスコープとして連結している．IMZインプラント[17]は現在は製造中止だが，アバットメントなどの部品は現在もDentsplyより供給されている．

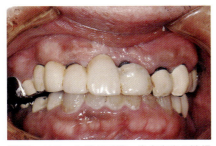

図17 リコール時の口腔．患者自身の清掃状態は不良であるが，毎年リコールの連絡通知に応じて来院することで24年間経過した．

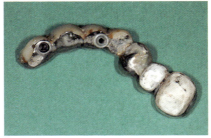

図18 撤去した上部構造．残存歯の6̲, 5̲はコーヌスタイプで仮着され，アクセスホールは，3̲は舌側面，1̲は唇面にある．ポンティック面にはプラークが付着．

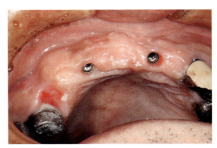

図19 上顎の上部構造とアバットメントを撤去．インプラントに接する粘膜と，5̲近心，4̲ポンティック部の歯肉に発赤を認める．

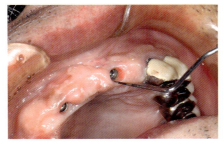

図20 アバットメントを撤去してインプラントと粘膜の間のプロービング．天然歯よりソフトな圧で行い，ポケットがなければ粘膜のみへの対応で済むが，ポケットがある場合はGBRなどの対応が必要となる．アバットメントに接する粘膜からの出血の有無と程度も診査する．

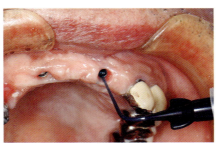

図21 光感受性物質を含む溶液を注入．

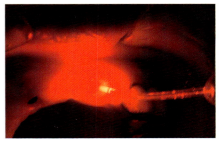

図22 赤色光（波長680nm）のレーザー光を四隅に各1分間連続照射するが，照射後洗浄，観察し，炎症がある場合は，繰り返す．

CHAPTER 8　インプラント周囲炎のレーザー治療・症例アーカイブ

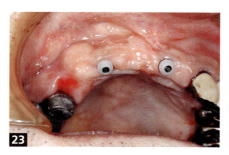
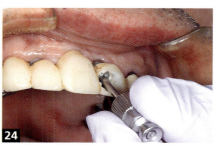

図23　アバットメントを挿入後，緩圧部品のIMCを上部構造体との間に置く．
図24　|2はアクセスホールが唇面にあり，上部構造体をスクリュー固定．次回のメインテナンス時の撤去を容易にするため，白色のストッピングを薄く填塞し，レジンで修復している．

point

①インプラントの上部構造は可能な限り術者可撤式としており，リコール時には上部構造体・アバットメントを取り外して，診査と治療を行っている．

②メインテナンス治療は患者が来院せねば行えない．インプラントは人工臓器としてとらえ，ホームケアと定期的なメインテナンスが必要なことを患者自身が認識するように努めている．

謝辞

東京医科歯科大学歯学部の春日井昇平教授，青木章講師には最近の論文について相談し，また，高垣智博助教にはSEM撮影をしていただいた．深く感謝する．

参考文献

1. 吉野敏明，ほか．光を用いた殺菌治療：抗菌光線力学療法．the Quintessence 2011；30(8)：140-148．
2. 吉野敏明，ほか．フォトダイナミックセラピーを用いた"光殺菌"歯周治療入門．東京：医学情報社，2012．
3. 保母須弥也，一田英二，Garcia LT．オッセオインレーテッドインプラントとその咬合．東京：クインテッセンス出版，1989．
4. 岡本浩・監訳．Lindhe 臨床歯周病とインプラント　第3版　臨床編．東京：クインテッセンス出版，1999．
5. 山崎長郎，高橋常男，井上孝，勝田秀明，林揚春．Ultimate Guide IMPLANTS．東京：医歯薬出版，2006．
6. Comut AA, Weber HP, Shortkroff S, Cui FZ, Spector M. Connective tissue orientation around dental implants in a canine model. Clin Oral Implants Res 2001；12(5)：433-440．
7. 和泉雄一，他．インプラント周囲炎へのアプローチ．京都：永末書店 2007．
8. 和泉雄一，吉野敏明・編．インプラント周囲炎を治療する．東京：医学情報社，2011．
9. Renvert S, Giovannoli JL・著．山本松男，弘岡秀明，和泉雄一・監訳．Peri-implantitis インプラント周囲炎．東京：クインテッセンス出版，2013：2-13．
10. 日本口腔インプラント学会編．口腔インプラント治療指針2016．東京：医歯薬出版，2016．
11. Nikollaos S, et al. Photodynamic therapy in the control of oral biofilms. Perodontogy 2011；55：143-166．
12. 長谷部晃，柴田健一郎．光線力学療法の歯科への応用．北海道歯誌 2012；32：230-232．
13. Sagolastra F, et al. Adjunctive photodynamic therapy to non-surgical treatment of chronic periodontits：a systematic review and meta-analysis. J Clin. Periodontol 2013；40：514-526．
14. Sculean A, et al. Is photodynamic therapy an effective treatment for periodontal and peri-implant infections? Dent Clin N Am 2015；59：331-858．
15. Sculean A, Aoki A, Romanos G, Schwarz F, Miron RJ, Cosgarea R. Is photodynamic therapy an effective treatment for periodontal and peri-implant infections? Dent Clin North Am 2015；59(4)：831-558．
16. 守本祐司，他．PDTにおける好中球の重要性．日本レーザー医学誌 2013；34(2)：133-137．
17. 渡辺文彦，畑好昭．IMZインプラントの臨床．東京：クインテッセンス出版，1991．

さくいん

A・B・C
antimicrobial PDT　79
Antimicrobial Photodynamic Therapy　75
a-PDT　75, 78, 79, 80, 159, 160, 162
ARONJ　19
ATP合成　72
biologic width　37
BOP　41
BP　19
BRONJ　19
CAD/CAM　36
CBCT　103
CIST　93, 94
CIST分類　46
CT撮影　87
cumulative interceptive supportive therapy　93, 94

D・E・F・G・H
decontamination　93
DNA複製　72
Er:YAGレーザー　51, 60, 92, 119
Froumの分類　127
GBR　93, 160
He:Neレーザー　54, 79

I
implant stability quotient　87
implantplasty　126
Implant-protected occlusion　30
ISQ　42
ISQ値　87

L・M・N
LDD　121
LDDS　81
LED　75, 79
LILT　79
LLLT　54, 68, 79, 132
local drug delivery system　81
low intensity laser therapy　79
Low reactive Level Laser Therapy　68, 79
LPS　75
Millerの分類　41
Nd:YAGレーザー　53, 60, 118

P・R・S
PDT　121
peri-implantitis　10
Porphyromonas gingivalis　42
PT値　42
RCT　118
reintegration　135
S字プロファイル　97
Si　92
Straumannインプラント　130

W・β
W/cm^2　65
βTCPパウダー　134

あ
アクセスフラップ療法　93
アクセスホール　28
アジスロマイシン　140
アバットメント　27
アルゴンガスレーザー　54
アンカー　127

い
異種骨　93
移植骨　154
イニシエーション　96
インシデント　64
インフォームドコンセント　87
インプラント安定度指数　87
インプラント頸部　39
インプラント支持骨　32
インプラント支持組織　27
インプラント周囲炎　10, 108
インプラント周囲溝　23, 109
インプラント周囲疾患　44
インプラント周囲粘膜炎　10, 108
インプラント周囲溝滲出液　42
インプラントプラストミー　84
インプラント補綴　33
インプラント周囲上皮　21
インプラント体　17, 87

え・お
エアアブレーション　84
エアパウダー　120
エキスターナルコネクション　62
エックス線検査　42
エネルギー密度　76
エビデンス　91
エビデンスレベル　115
炎症性細胞浸潤　24
オーバーローディング　45
オッセオインテグレーション　10

温度上昇　57

か
カーボンファイバーキュレット　92
外傷性咬合　43
改善照射　56, 156
下顎管　88
下顎区域切除　152
下顎歯肉がん　152
化学的プラークコントロール　74
化学的補助療法　91
角化層　22
角質　22
下歯槽神経　89
荷重負担　45
顎骨壊死　19
活性酸素　74, 79
活性酸素種　75
合併症　87
カバースクリュー　62
顆粒細胞　22
感染インプラント表面　92

き
機械加工　155
機械研磨表面　59
機械的清掃　121
気腫　57
機種　123
喫煙　17
基底細胞層　22
基底膜　22
ギャップ　34
吸収波長　75
凝固　66
強酸性還元水　162
共鳴振動周波数分析　87

鏡面研磨　160
鏡面研磨面　101
棘細胞　22
金属チタン　58
菌体外多糖　73
菌体内毒素　74, 78

く・け
グラム陰性嫌気性菌　12
グリコカリクス　73
形質細胞　26
頸部郭清術　152
外科的処置　120
血管新生因子　25
血餅保持　113
嫌気性菌　121
減張切開　143

こ
光化学作用　65
抗菌PDT療法　105, 112, 124, 126
抗菌薬　139
口腔角化上皮　37
口腔がん　19
口腔前庭　146
口腔粘膜上皮　22
膠原線維　22
抗原提示　25
咬合過負荷　14
口呼吸　100
光線力学療法　79
酵素　23
好中球　25
光熱作用　66
ゴーグル　153
コーヌスタイプ　36
コーヌステレスコープ　162
骨　123

骨吸収　42
骨吸収抑制薬　19
骨吸収率　42
骨形成促進　72
骨結合　10
骨欠損形態　94
骨整形　72, 110
骨切除　72
骨造成手術　143
骨粗鬆症　19
骨補填材　143
骨面肉芽除去　110
コラーゲン線維　12, 159
混合感染　24

さ
細菌感染症　16
細菌検査　137
細菌叢　24, 124
再生療法　93
殺菌効果　52, 77, 100, 107, 124, 125
殺菌剤療法　91
サポーティブペリオドンタルセラピー　79
作用時間　65
酸化還元　65
酸化層　143
サンドブラスト・酸エッチング法　92
残留セメント　13

し
自家骨　93
歯科用コーンビームCT　103
歯冠補綴物　27
止血能力　151
歯根膜　27

歯周炎　21
歯周組織再生治療　64
歯周病原細菌　77, 137, 155
歯髄症状　57
システマティックレビュー　17
自然免疫　22
歯槽骨　25
歯肉炎　21
歯肉炎指数　40
歯肉溝上皮　37
歯肉上皮　22
歯肉整形術　100
歯肉線維　41
歯肉弁根尖側移動術　93
修飾因子　74
樹状細胞　25
術者可撤式上部構造　100
術者可撤式　163
上顎洞　88
蒸散　66, 151
蒸散効率　66
蒸散様式　66
照射量　57
消毒薬　92
上部構造　11, 34
植立位置　34
シリカ　92
ジルコニア　59
神経損傷　87
人工臓器　163

す
スイーピングモーション　106
スイーピングモーション照射　60
スーパーパルスモード　149
スクリュー固定　29
スレッド　60, 133

せ・そ
整形　71, 100, 101, 110
生物学的幅径　37
接合上皮　22
切除療法　109
セメント合着　32
センタースクリュー　62
先端チップ　123
即時再建術　152
組織活性化効果　100, 124
組織透過型レーザー　50, 76
組織表面吸収型レーザー　137
ソフトティッシュマネジメント　130

た・ち
炭化　66
炭酸ガスレーザー　51, 60, 118, 149
炭酸ガスレーザーの波長　155
知覚鈍麻　89
チタン　12
チタンブラシ　84
中空シリンダー　62
超音波ナイロンブラシ　100
超高齢社会　137
直接接触　50

て・と
ディスインテグレーション　133
定点接触照射　96
ディフェンシン　22
低レベルレーザー治療　54
デブライドメント　62, 92, 110, 123, 125, 126
デンタルフロス　153
テンポラリーセメント　130
同意　87

透過性レーザー　57
糖尿病　17
トレフィンバー　87

な・に
内視鏡下鼻内手術　88
ナイトガード　147
ナイロンブラシ　97
肉芽　88, 110

ね・の
ねじ山　57
ネジ山除去　145
熱凝固　66
熱凝固層　67
熱変性層　67
粘膜　123
ノンサージカルアプローチ　137

は
バイオフィルム　12, 73, 81
バイオフィルム感染症　73
バイオプシー　91
バイオマーカー　42
ハイドロキシアパタイトコーティング　59
ハイブリッドセラミックス　130
ハイブリッドデザイン　62
白濁変性斑点　105
波長　65, 123
パワー密度　65
反射率　62, 155
半導体レーザー　54, 60, 96, 121

ひ
ヒーリングアバットメント　62
ヒーリングキャップ　100
皮下気腫　55

光アブレーション　66
光感受性物質　75
光増感剤　79
非外科的処置　121
微小爆発　74
ビスホスホネート　19
非接触　50
表面吸収型レーザー　50, 76

ふ
ファイバー伝送系　60
ファゴサイトデリバリー　140
フィンガーレスト　101
フォーカスポイント　101
復位縫合　135
腐骨　57
付着歯肉　19, 146
浮遊菌　73
プラークコントロール　13
プラーク指数　41
ブラキシズム　146
プラスチックスケーラー　149
ブラスティング　59
プラットフォーム　133
フラップ手術　151
フリーラジカル　80
フリーランニングパルス発振　102
不良肉芽組織　151
フルマウスディスインフェクション　92

ブレードタイプ　88
プロービング　27, 108
プロフェッショナルクリーニング　124

へ
ヘミデスモゾーム　22, 37
ヘモグロビン　76
ペリオテスト値　42
変性　66
変性層　66

ほ
ホームケア　163
ボーンサウンディング　108
ポケット掻爬　93
母床金属　58
ポンティック　32

ま
マージナルボーンロス　150
マイクロストラクチャー　58, 60
埋入深度　30
マクロファージ　25
マトリックスメタロプロテアーゼ　25

む・め
無構造層　23
メインテナンス　14

メタアナリシス　17, 120
メラニン産生細胞　23
メルケル細胞　23
免疫関連因子　39
免疫グロブリン　23
メンブレン　93

や・ゆ・よ
薬剤半減期　140
有病者歯科　137
遊離腓骨皮弁　152
陽極酸化処理　59
陽極酸化処理表面　155
熔融　115
予備照射　130

ら・り
ランゲルハンス細胞　23
リスクファクター　14, 147
リソソーム酵素　22
臨床的アタッチメントロス　120
臨床パラメータ　121
リンパ球　26

る・れ
累積的防御療法　94, 146
レーザー外科手術　126
レーザー照射　58
レーザー治療　26
レーザー溶接　36

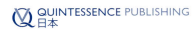

インプラント周囲炎とレーザー
効果的で安全なテクニックとエビデンスによる検証

2017年5月10日　第1版第1刷発行

編　　　集	一般社団法人　日本レーザー歯学会
監　　　修	渡辺　久
編集委員	五味一博／篠木　毅／津久井　明／永井茂之／沼部幸博
発　行　人	北峯康充
発　行　所	クインテッセンス出版株式会社

東京都文京区本郷3丁目2番6号　〒113-0033
クイントハウスビル　電話(03)5842-2270(代表)
　　　　　　　　　　　　(03)5842-2272(営業部)
　　　　　　　　　　　　(03)5842-2275(編集部)
web page address　http://www.quint-j.co.jp/

印刷・製本　横山印刷株式会社

Ⓒ2017　クインテッセンス出版株式会社　　　　禁無断転載・複写
Printed in Japan　　　　　　　　　　　　　　落丁本・乱丁本はお取り替えします
ISBN978-4-7812-0558-8　C3047　　　　　　　定価はカバーに表示してあります